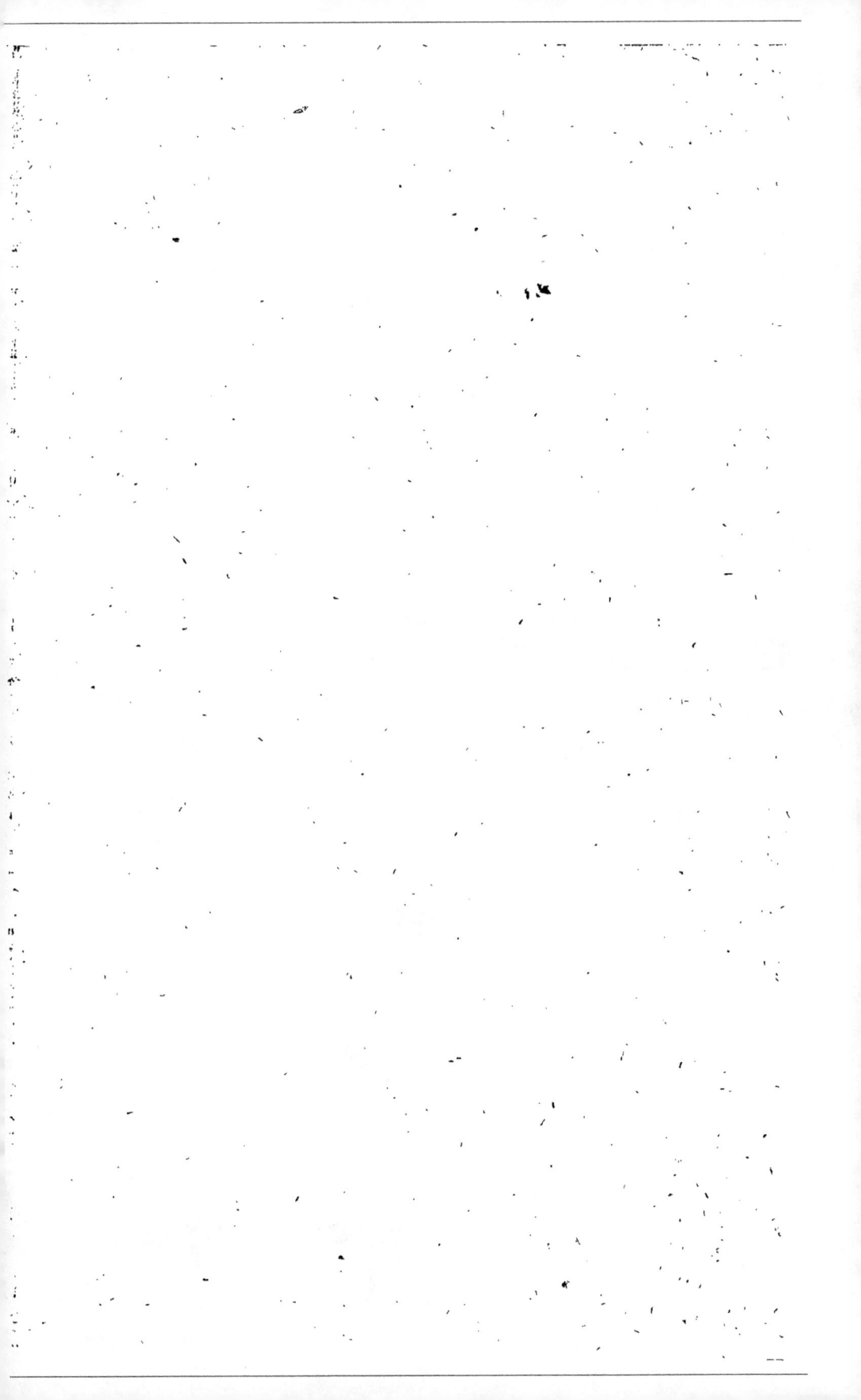

LES

TROIS MÉDECINES,

PAR

M. G. Astrié,

Médecin - Inspecteur des Eaux Minérales d'Ax (Ariége).

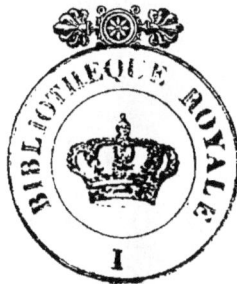

TOULOUSE,

IMPRIMERIE DE GUIRAIL, RUE DE LA POMME.

1838

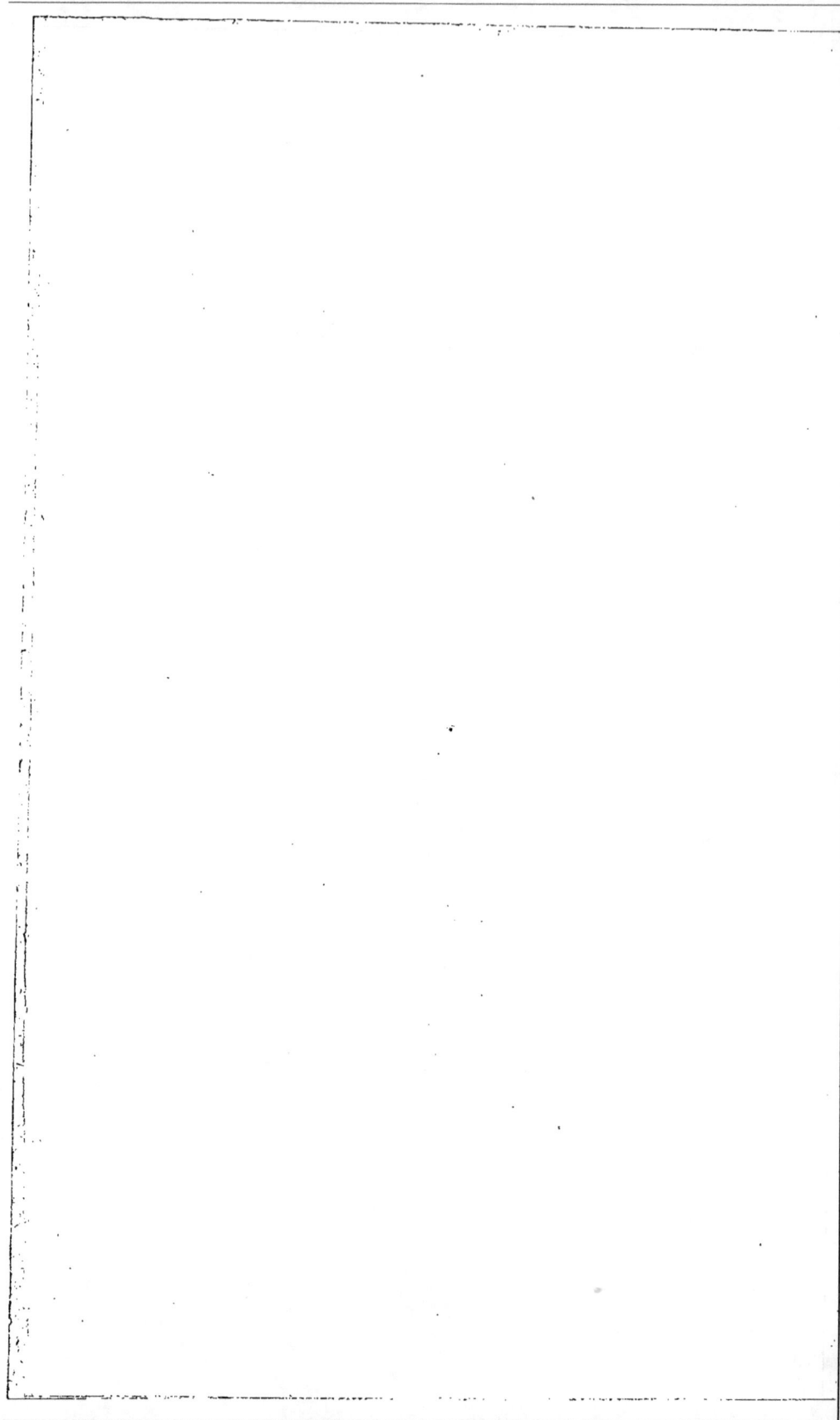

LES

TROIS MÉDECINES.

I.

« Non unquam ullam vim, aut insidias
» hominum judicio facimus, verum eos ad
» res ipsas, et *rerum fœdera* adducimus,
» ut ipsi videant quid habeant, quid ad-
» dant, atque in commune conferant. »

BACON.

J'assistai récemment à l'inauguration du nouvel édifice de
l'école de médecine et de chirurgie de Toulouse, à côté
du Jardin des Plantes. Le professeur de pathologie médicale, dans un discours solennel, jeta un coup-d'œil rapide
sur l'enseignement de la faculté de Toulouse au commencement du 16.ᵉ siècle, époque où fut reconstruite par
les capitouls l'ancienne demeure de cette faculté. Il fit ressortir le mouvement ascensionnel de la science médicale

depuis cette époque jusqu'à nos jours, signala les innovations qui distinguent le 19.ᵉ siècle, et cita avec admiration les supériorités médicales contemporaines.

Ami de la justice, j'espérais, je l'avoue, qu'à cette occasion le mot d'*homœopathie* et le nom d'*Hahnemann* retentiraient dans cette enceinte; mais, hélas! il n'y a eu de nouveau que l'enceinte même.

Dans un temps où rien ne peut réussir et se propager qu'avec l'aide de la publicité, un dédaigneux silence est un assez bon moyen de conspirer contre une idée nouvelle. Mais heureusement ces lacunes singulières, préméditées ou non, qu'on signale avec peine dans les discours académiques des *conservateurs quand même*, peuvent être comblées par le bon vouloir de la presse impartiale et amie du progrès.

Plein de foi dans le jugement de l'avenir, j'ai déjà, au Congrès méridional de Toulouse, en 1835, de mes faibles efforts, inauguré l'homœopathie et son immortel fondateur, que je place bien au-dessus des supériorités médicales qu'a célébrées le professeur de pathologie.

Je viens aujourd'hui, dans la Revue de Toulouse, qui fait partie de l'association intellectuelle des provinces, continuer cet apostolat de propagation, et je ne doute pas que le midi pyrénéen, quoique rebelle, en général, à toute innovation, ne donne bientôt droit de cité à une doctrine qui compte déjà parmi ses partisans des médecins distingués de tous les pays. Je m'estimerai heureux d'avoir un peu contribué à cette tardive hospitalité.

Depuis ma profession de foi médicale de 1835, pour

remplir la promesse que je fis alors de soumettre à l'épreuve de l'application pratique les conceptions théoriques développées dans ma brochure, j'ai fait un voyage de cinq semaines à Bordeaux, et un séjour de six mois à Paris. J'ai vu enseigner publiquement et pratiquer avec succès l'homœopathie; je la pratique moi-même, et je me propose de publier un jour les faits remarquables de guérison qui me sont personnels. Plus mûri par la méditation, plus instruit par l'expérience, convaincu que chaque homme, surtout quand il exerce la médecine, *ars longa!* doit tendre à se perfectionner sans cesse, je me suis livré sérieusement à un nouvel examen de conscience scientifique, afin de bien me prouver à moi-même, et de pouvoir démontrer aux autres, que ce n'est pas avec une capricieuse mobilité que j'ai voulu *dépouiller le vieil homme* en médecine, ou plutôt le *compléter*. Le résultat de ce retour sur moi-même, c'est que je viens aujourd'hui, avec de meilleurs titres, me constituer de nouveau, *plus nettement, plus sûrement, mais moins exclusivement,* le défenseur d'une méthode thérapeutique qui, s'élevant au-dessus des niaises plaisanteries et du dédain affecté, doit enfin prendre sa haute place dans la science médicale.

Je considère l'homœopathie, et j'espère la faire accepter, comme *une des trois faces essentielles* de l'art de guérir, face sans laquelle je déclare tout médecin *incomplet.* Ne voulant ni répudier le passé ni apostasier l'avenir, j'ai compris qu'il ne devait pas y avoir d'hostilité dans le domaine médical, mais plutôt communauté de but avec diversité de moyens. Il s'agit ici, comme en saine politique, d'enrichir tout le monde sans appauvrir personne. Ainsi donc, en élevant une nouvelle bannière, j'apporte le rameau d'olivier.

Je vais développer et justifier ma pensée conciliatrice. Mais j'ai besoin qu'on me permette de prendre les choses d'un peu haut, *ab Jove principium.*

« Dans le monde intellectuel, comme dans le monde physique, le premier besoin, c'est de s'orienter avec exactitude. Ceux qui négligent ce soin, s'exposent à faire fausse route (1). » Il importe moins dans toute science de posséder beaucoup de faits, que de voir clair à se conduire entre les faits.

Et d'abord, je suis convaincu qu'il nous est impossible de penser et d'agir, soit comme hommes, soit comme savans, sans adopter, avant tout, une croyance, une affirmation sur *ce qui est.* — *On ne peut pas voir sans une manière de voir,* sans une théorie qui donne une signification à tous les faits, et serve à les coordonner. En d'autres termes, nous partons, toujours et inévitablement, d'une hypothèse sur la nature de l'*être,* et cette hypothèse, cette *conception,* donne naissance au dogme religieux et au principe philosophique.

Or, si l'on étudie d'un point de vue élevé le développement historique de l'humanité à travers l'espace et le temps, on reconnaît qu'elle a marché jusqu'à présent avec le secours de trois hypothèses fondamentales, qui ont servi de base à trois doctrines dont l'expression religieuse est : panthéisme, polythéisme ou paganisme, unithéisme ou chris-

(1) L'Abbé Gerbet. Discours préliminaire de l'université catholique.

tianisme, et qui, en langage philosophique, ont reçu les noms de syncrétisme, matérialisme, spiritualisme.

Ces systèmes divers et successifs ont réfléchi les différentes faces de la *vérité*, de la *vie*, de l'*être*, car l'être se manifeste à nous sous trois aspects, qui répondent aux trois facultés que nous avons pour le connaître. En effet, par la sensation, nous le percevons matériellement, physiquement, par morcellement, dans sa multiplicité ; par l'intelligence, nous l'apercevons spirituellement, métaphysiquement, dans son ensemble, dans son unité ; par le sentiment, nous le concevons sympathiquement, moralement, dans ses rapports, dans son harmonie.

Les trois faces *abstraites* de l'être sont également importantes à observer. La *réalité*, l'*entité*, résulte de leur accord, de leur association. La vie est une trinité agissante ; c'est une opération s'effectuant, dont on connaît *à la fois* le *dividende*, le *diviseur* et le *quotient ;* ou bien, *la vie est l'expression de deux termes reliés par leur rapport.*

Or, voici ce qui est arrivé :

La science, quoique pourvue dès le commencement de ses trois yeux, au lieu de les ouvrir tous à la fois, ne les a ouverts, pour ainsi dire, que successivement. Elle a divisé son travail ; elle s'est préoccupée, tantôt de l'un ou l'autre des deux termes extrêmes, *esprit* et *matière* (c'est le fait alternatif de l'Occident) ; tantôt du troisième terme, l'*harmonie*, qui relie les deux autres (c'est le fait oriental).

Ainsi, la science a été *matérialiste*, en affirmant que *tout* est matière *dedans* et *dehors*, et que la spiritualité,

l'activité, *inhérentes à la matière*, n'en sont que la *ma-
nifestation*, l'*effet*, le *produit*. Or, la matière ou l'*être
est ce qui frappe nos sens ;* nous ne connaissons que par
nos sens ; il n'y a que des *degrés* d'action à étudier dans
la série des êtres.

La science a été *spiritualiste*, en affirmant que dedans
et dehors *tout* relève de l'intelligence ou esprit. Quand
elle a poussé ce principe jusqu'à ses dernières conséquences,
elle est arrivée à d[...]que les corps n'étaient que les for-
mes plastiques des idées, que les corps étaient des *idées
à l'état concret......* Moins absolue dans sa logique, c'est-
à-dire moins conséquente, elle s'est bornée à regarder l'esprit comme une substance ou une force distincte de la
matière, laquelle est entièrement subordonnée à cette
force, comme l'effet à sa cause. Ce sont alors deux *entités*,
dont l'une est l'esclave, le vil instrument de l'autre ;
c'est l'*ange* et la *bête*.

La science a été *syncrétiste*, en fesant des deux termes,
esprit et *matière*, laissés *in nube*, des *attributs*, des *modes*, des *manifestations* du *sentiment*. L'unité et la multiplicité sont destituées du privilége d'*entités* ; l'harmonie
seule *est*.

La science, en se plaçant tour à tour à ces trois points
de vue *abstraits*, a mis la *réalité*, tantôt dans la *matière*,
tantôt dans l'*esprit*, tantôt dans le *sentiment*. C'était faire
de l'*abstraction ;* mais ces abstractions mêmes ont eu leur
utilité dans le passé, comme division nécessaire du travail
scientifique de l'humanité. Aujourd'hui ces trois hypothèses
isolées ont cessé de servir le progrès. Il est temps de les

combiner, parce que l'entendement humain est assez exercé pour ouvrir à la fois toutes ses fenêtres, pour voir simultanément l'*être* sous toutes ses faces.

Dans les intervalles qui séparent le règne des grandes doctrines, apparaissent, comme le remarque le docteur Ribes, de Montpellier, les *sceptiques*, les *empiriques*, les *critiques*, les *éclectiques*. C'est ce que nous voyons aujourd'hui autour de nous, car la médecine ne peut que refléter ce qui se passe en religion, en politique et en morale.

Mais douter de tout, ou osciller sans cesse entre des opinions contradictoires sans se fixer à aucune, détruire sans édifier, abdiquer sa raison pour s'en tenir au stupide fétichisme des faits, tout cela ne saurait durer long-temps.

L'éclectisme, ce régime des chartes, des transactions, des concessions réciproques, a une valeur incontestable, mais transitoire. Il est la veille du régime de l'*association*; il vient absoudre, et s'efforce de concilier tous les efforts systématiques de la science humaine; son optimisme tolérant rapproche, mais ne combine point; il n'a pas un principe nouveau et fécond qui serve de lien aux faits; il ne peut rien créer et organiser; il n'a que la vertu des castrats. Une véritable rénovation scientifique ne peut provenir que d'une croyance, d'une affirmation nouvelle, d'une hypothèse supérieure à celles du passé, et les résumant toutes. L'enthousiasme, le génie, la vie, sont à ce prix. Du reste, il est entendu que tout dogmatisme nouveau que l'expérience ne justifierait point, malgré l'élévation de ses principes et l'éclat séduisant de ses théories, serait nécessairement faux.

Quelle sera donc la doctrine définitive et complète de l'avenir, celle d'où dépendra la bonne direction imprimée désormais à la médecine?

Évidemment, ce ne saurait être ni le *syncrétisme*, ni le *matérialisme*, ni le *spiritualisme*, en tant qu'*isolés*, ou même *juxta-posés*. Ce sera la *somme* de ces trois choses *combinées* dans un certain *ordre* (1).

Le docteur Ribes, professeur si distingué de la faculté de Montpellier, reconnaissant l'impuissance de l'éclectisme, a voulu et a cru pouvoir, au moyen de sa conception de la *vie universelle*, opérer la combinaison, la fusion des deux doctrines antagonistes et exclusives; savoir : le vitalisme ou spiritualisme médical, personnifié en Stahl, Barthez, etc., et l'organicisme ou matérialisme médical, représenté par Haller, Bichat, Broussais, etc. Mais cette tentative, fort louable d'ailleurs, pèche par l'obscurité du troisième terme (celui du rapport), et par l'absence de l'ordre suivant lequel les trois termes réciproquement s'engendrent. L'auteur s'est approché du but; il ne l'a pas atteint.

Descendons maintenant de l'empyrée des spéculations philosophiques, et montrons leur reflet sur la sphère médicale.

---

(1) M. Léon Brothier prépare, sur la solution de ces beaux problèmes, un ouvrage qui fera, je crois, une profonde impression sur les esprits sérieux et élevés. Ses aperçus philosophiques, texte habituel de nos discussions amicales, en éclairant et fécondant mon intelligence, m'ont fixé dans la voie large où je me montre aujourd'hui.

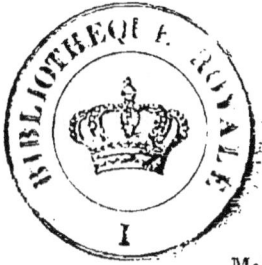

II.

Medicina temporis partus.

BAGLIVI.

Malgré leurs imperfections, les professions qui ont montré aux hommes l'espérance sont toujours restées debout.

FODÉRÉ.

Ayant pour base le sentiment le plus impérieux de la nature, celui de la conservation individuelle, toujours dévouée à la douleur, la médecine accomplit, à travers les lieux et les siècles, sa sublime mission, qui consiste à conserver, développer, rétablir la santé humaine. Quand cet art bienfaisant ne peut guérir, il soulage; quand il ne peut guérir ni soulager, il console.

Semblable à toutes les sciences humaines, la médecine subit des crises, des révolutions, des réformes; elle modifie ses axiomes, revise ses dogmes, perfectionne et multiplie ses procédés. C'est à tort que ses détracteurs lui font un crime de son instabilité. La médecine, en vérité, n'est ni exclusivement immuable, ni exclusivement changeante; elle est progressive. Ici, comme ailleurs, le progrès n'est pas le changement absolu; il est le lien mystérieux de la tradition et de la prévision, du passé et de l'avenir, de la permanence et du changement. Progresser, c'est se continuer en se modifiant et en se complétant, c'est innover sans détruire, c'est *se transformer*. En conséquence, il n'est point de doctrine, si neuve qu'on la suppose, qui ne prenne ses racines dans la tradition.

La médecine est la science de l'homme dans toute l'étendue de ce mot; elle est sans limites comme la nature; elle doit accepter tous les progrès.

Le problème médical peut, ce me semble, se formuler en ces termes généraux :

De l'observation exacte, de l'histoire et de l'ensemble de *tous* les symptômes, saisis par les sens, appréciés par la réflexion, conçus par le sentiment, c'est-à-dire réunis, comparés et coordonnés (SYMPTOMATOLOGIE);

Et de la recherche des causes externes, internes et réciproques (ETIOLOGIE);

Déduire la nature, l'espèce, le siége, le degré des maladies (NOSOLOGIE);

Déduire aussi une indication à remplir ; et pour satisfaire à cette indication, conclure à un *procédé*, à un *agent* spécifique, à une *influence* morale (THÉRAPEUTIQUE).

La grande et universelle loi de la médecine, c'est l'emploi éclairé de ces trois choses, simultané ou alternatif, selon les cas.

L'art de guérir, ainsi aimé, compris et pratiqué, est, comme Dieu, comme l'homme, comme toutes choses, un fait à triple face, une lyre à trois cordes; il est *amour*, *intelligence* et *forme*.

N'est-ce pas qu'en effet le médecin doit, non seulement toucher le malade avec ses sens, mais aussi avec son esprit et avec son cœur ? Ne sentez-vous point que c'est l'heureuse combinaison de ces trois modes de guérison, *moral, rationnel* et *matériel*, qui constitue le médecin complet, *vir bonus, medendi peritus ?*

Maintenant, si je veux donner un nom particulier à ces trois élémens, à ces trois *spécialisations* de la médecine en les considérant comme isolées, j'aurai, d'une part, l'allopathie, de l'autre, l'homœopathie, et enfin le sympathisme, si vous voulez me passer ce mot nouveau, par lequel je veux exprimer le genre de médecine qui s'adresse surtout à nos facultés sentimentales ou sympathiques, et qui a successivement puisé ses ressources dans le magisme, le magnétisme (1), les amulettes, les enchantemens, etc.

Du temps d'Hippocrate, et jusqu'à Charlemagne, on appelait *medicus* les hommes qui exerçaient l'art de guérir, et cette dénomination panthéistique de *medicus* signifiait, *tout à la fois,* ce qu'on a désigné depuis par les mots distincts de *médecin,* de *chirurgien* et de *pharmacien.*

---

(1) Le magnétisme est méconnu et s'ignore lui-même. J'avoue, d'après ce que j'en ai observé, qu'il m'est impossible de n'y pas voir une grande espérance.

Décidément, je vais scandaliser certains esprits forts ; mais les hommes graves et à front large sont d'accord pour convenir que les corps savans même, quoique juges compétens dans les matières soumises à leur examen, ont leurs préjugés dont la société ne doit pas être dupe. Ils se souviennent que l'académie des sciences repoussa la découverte de Mesmer, et que, plus tard, l'académie de médecine a réformé le jugement de l'académie des sciences. Rappelons-nous que l'alchimie de Paracelse, qu'on appela le plus fou des médecins et le plus médecin des fous, est devenue la chimie des Fourcroy, des Lavoisier, des Chaptal, des Berzelius, des Thénard, etc., et que l'astrologie des Arabes est aujourd'hui la sublime science des Képler, des Newton, des Laplace, des Arago, etc. Toute science est faible à son berceau..... On disait un jour, devant Franklin, à propos des aérostats : A quoi bon cela ? — Et à quoi bon, je vous prie, répliqua ce sage, l'enfant qui vient de naître ?

En corrompant le latin, qui était la langue des conqué-
rans de leur pays, les premiers Français appelèrent *myres*
ou *mires* (du mot *mederi*), pendant une longue suite de
siècles, ceux qui se vouaient à l'art de guérir, et ce mot
de *myre* avait la même extension ternaire que celui de
medicus.

Ce ne fut que sous le règne de Louis VII, vers 1180,
que cette signification si générale commença à être restreinte
à ce que nous entendons aujourd'hui par médecin. Le temps
me semble venu de donner à ce dernier mot toute sa valeur et toute sa portée, car, à mes yeux, la médecine
contient la chirurgie, le magnétisme et la pharmaco-dynamique (1). En changeant les mots, je puis écrire ainsi qu'il
suit :

MÉDECINE

ALLOPATHISME, — SYMPATHISME, — HOMŒOPATHISME.

Et remarquez que ces trois aspects de la médecine correspondent parfaitement aux trois actes de foi religieux, aux
trois doctrines philosophiques de l'humanité; car l'allopathie
relève surtout de l'organicisme ou matérialisme médical,
l'homœopathie s'appuie principalement sur le vitalisme ou
spiritualisme médical, et le sympathisme a ses racines dans le
syncrétisme oriental. C'est ce que je vais tâcher de démontrer.

---

(1) Ces trois mots, chirurgie, magnétisme, pharmaco-dynamique, il
faut les entendre, comme moi, dans un sens très-large.

§ I. *ALLOPATHIE, (médecine polythéiste ou matérialiste).*

Contraria contrariis curantur.

Quod non medicamina sanant, ferrum sanat ;
quod non ferrum sanat, ignis sanat.

A juvantibus et lædentibus.

In extremis extrema.

Si l'on s'en tenait à l'étymologie du mot (*allos,* autre, *pathos,* affection), l'allopathie serait tout entière dans la méthode thérapeutique qui combat les symptômes par un mal différent, la diarrhée par les sueurs, une hydropisie en provoquant une abondante sécrétion d'urine , une ophtalmie par un vésicatoire, des étourdissemens par un bain de pieds, etc.

Cette méthode *révulsive, dérivative,* est fondée sur les deux axiomes suivans : *Ubi stimulus, ibi fluxus. — Duobus doloribus simul obortis, non in eodem loco, vehementior obscurat alterum.* (Hippocrate. — Aphorismes.)

On a dû être amené à provoquer des révulsions artificielles, par imitation des révulsions spontanées appelées *crises, métastases.* Ce genre de médication est d'un très-grand secours dans le traitement des maladies, et très-souvent mis en usage.

Dans le langage des médecins homœopathistes, le mot allopathie sert à désigner la médecine dominante par opposition à la nouvelle, et cela est fâcheux, car l'ancienne école, ou la médecine ordinaire, ne fait pas seulement de l'*allopathie* ou *hétéropathie ;* elle suit d'autres méthodes ;

et, par exemple, la méthode *antipathique* ou *énantiopathique*, lorsqu'elle combat une maladie par une action *contraire* à la sienne, comme la constipation par des purgatifs, la diarrhée par des astringens, s'appuyant alors sur l'adage : *Contraria contrariis curantur* (1).

Il y a aussi la méthode *débilitante*, la méthode *évacuante*, la méthode *perturbatrice*, etc.

Enfin, les allopathistes font quelquefois de l'homœopathie, mais, il est vrai, comme M. Jourdain fesait de la prose, c'est-à-dire sans le savoir, sans connaître la loi qui justifie l'emploi de cette méthode. Ainsi, par exemple, des doses très-faibles de purgatifs ont été employées avec succès dans de violentes diarrhées ; la jusquiame, dont les hautes doses déterminent la rage, s'est montrée, en petite quantité, un remède utile contre l'hydrophobie. On se sert, pour

---

(1) Opposer les narcotiques à l'insomnie, le café à la somnolence, appliquer la glace sur une partie brûlante, des corps chauds sur un organe refroidi, dilater par des bougies un canal qui tend à se rétrécir, au développement actif d'une tumeur opposer la pression d'un bandage, voilà des *contraires* évidens. Mais quel est le contraire de la goutte et de l'épilepsie, des scrofules, de la variole, du scorbut, d'un érysipèle, d'une dartre, d'une fistule lacrymale, d'un rhumatisme, du typhus, etc.? Sous le rapport du but définitif de tout traitement, rien n'empêche de nommer contraires au mal tous les procédés qui peuvent le diminuer ou le guérir. Dire, dans ce sens, qu'on guérit par des contraires, c'est tout simplement dire qu'on guérit par des moyens qui guérissent.

C'est donc sous le rapport de l'*action première* des remèdes qu'on peut leur appliquer le nom de *contraires*, de même que c'est sous le rapport de cette action première que l'homœopathie appelle ses médicamens des *semblables*.

En fesant du quinquina le contraire de l'intermittence, du cresson le contraire du scorbut, de la vaccine le contraire de la variole, on a dit juste quant au *résultat*, mais non quant à l'*action immédiate* de ces moyens.

(DESSAIX, de Lyon. — L'homœopathie et ses agresseurs.)

guérir les maladies vénériennes, du mercure, qui, administré à hautes doses, produit des accidens ayant la plus grande ressemblance avec les symptômes de ces affections.

Il serait difficile de se tirer de cette confusion causée par le vice du langage, si l'on ne s'appliquait à donner à l'allopathie ses véritables caractères et ses limites.

Or, à mes yeux, l'allopathie est la médecine qui cherche et applique des *procédés* de guérison, qui se demande, avant tout, ce qu'il faut faire ; car pour elle la thérapeutique n'est que la *science des indications*, et l'idée de la plupart de ses procédés est évidemment empruntée à la nature observée dans ses efforts conservateurs. Voyez en effet :

L'allopathiste saigne par imitation des hémorragies spontanées ; il stimule, irrite, rubéfie, brûle, déchire la peau, par imitation des exanthèmes aigus, des vésicules qui ont lieu dans les affections pemphygoïdes et des escarres gangreneuses spontanées. De là, ses frictions, sinapisations, urticatoins, vésications, ventouses, mouchetures, ponctions, incisions, moxas, cautères, setons, acupuncture, embrocations, onctions, etc. Ne sont-ce pas là des procédés de guérison ? n'est-ce pas de la médecine opératoire ?

L'allopathiste ne vous semble-t-il pas se servir de certains médicamens comme d'autant d'outils, de bistouris internes, lorsqu'il excite et provoque les sécrétions et excrétions diverses, telles que flux nazal, expectoration, salive, transpiration, sueurs, urines, bile, pituite, selles, flux menstruel, etc., à l'aide des sternutatoires, expectorans, sialagogues, diaphorétiques, sudorifiques, diurétiques, vomitifs, hydragogues, purgatifs, emménagogues, etc. ?

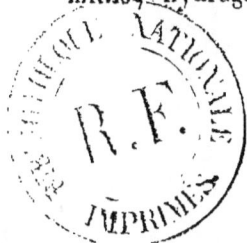

L'allopathie, dans ses diverses formules de tisanes, apozèmes, potions, juleps, mixtures, loochs, pilules, bols, avec ses bizarres combinaisons de drogues, avec ses base, excipient ou dissolvant, dirigeant, adjuvant, correctif, le tout *secundum artem*, ne vous apparaît-elle pas comme une sorte de stratégie thérapeutique destinée à guerroyer le mal ?

Je ne prétends nullement parodier l'allopathie, ni jeter du ridicule sur elle ; je raconte, et, qui plus est, j'accepte, mais *sous bénéfice d'inventaire*, ce qu'elle fait. Continuons de la caractériser.

Il est évident que lorsque l'allopathie a recours à des agens pharmacologiques, elle les prend presque à l'état brut, et les emploie, non pas à titre de *spécifiques directs*, mais plutôt comme *instrumens* de révulsion ou de déplacement, de répression ou d'opposition, ou de contrariété, de perturbation ou de violence, d'élimination, d'évacuation, etc. Aussi, n'a-t-elle presque jamais foi à un médicament donné seul. La *thériaque*, ce mélange monstrueux de près de quatre-vingts substances de nature et de propriétés diverses, inventé par Andromachus, et conservé par le dernier Codex de Paris (1818), sous le nom d'*électuaire opiatique polypharmaque*, est le type de l'amour de l'allopathie pour la *multiplicité*.

Il est vrai que, par une réaction que l'abus des médicamens complexes avait rendue inévitable, l'allopathie, sous le nom de doctrine physiologique, ou de Broussaisisme, avait fini par cesser toute relation avec la chimie et la pharmacie, et par faire table rase de la matière médicale, en niant la spécificité dans les remèdes, conséquente en cela avec ses principes étroits de pathologie, qui avaient nié la spécificité dans les maladies. Elle avait adopté la devise de Celse : *Summa medicina non uti medicamentis*, et cela pour aboutir à une sorte de vampirisme avide de sang, et à l'eau gommée.

Déjà Brown, niant la force médicatrice de la nature, et ne s'attachant qu'au rapport *quantitatif*, avait voulu diriger la nature vivante comme un automate, par des stimulans et des débilitans.

L'allopathie est la réalisation pratique du dogme polythéiste ou matérialiste. Elle est *organicienne*, et non pas *vitaliste* ou *animiste*. Voyez en effet la signification que l'organisme donne aux faits.

« A ses yeux, il n'y a que des maladies locales, c'est-à-
» dire, que tous nos organes peuvent être primitivement
» lésés, indépendamment les uns des autres. Les changemens
» dits généraux sont un retentissement, une propagation phy-
» sique de l'état de l'organe affecté à l'ensemble des autres.
» La division des maladies est *anatomique* ; c'est celle des
» systèmes d'organes, ou des cavités et des viscères qu'elles
» renferment.

» Les maladies primitivement générales ont été rayées
» des tables du médecin anatomiste, ou mal étudiées. Il en
» a été de même des affections nerveuses ; tout s'est fait au
» profit du système vasculaire, qui donne tant de prise
» à l'observation matérielle.

» Pour l'organicien, la diversité des maladies n'est pas
» radicale ; il n'y en a point de *spécifiques*. Non seulement

» l'état pathologique n'est qu'un degré de l'état normal, mais
» encore les maladies ne sont que des nuances du même
» degré. L'irritation, par exemple, ne varie que suivant l'in-
» tensité de la cause qui l'a produite, et la structure ou
» la disposition matérielle de la partie où elle siége.

» L'organicien attache à l'observation des causes exter-
» nes, que le vitaliste qualifie seulement d'occasionnelles,
» une importance majeure, car, d'après son principe, le
» corps vivant ne jouit que d'une force réactive, et les
» réactions pathologiques doivent être généralement en
» rapport avec l'intensité et la nature des causes extérieures;
» l'action de ces causes est toujours locale. » (1)

L'allopathie considère l'organisme comme principalement
passif ; elle opprime le *moi* par le *non moi,* employant
brutalement le fer, le feu, la matière à hautes doses ; elle
regarde la médication comme *objective ;* elle croit surtout
à la *pluralité* des procédés curatifs et à la *multiplicité*
des maladies ; elle tient peu de compte de l'*hérédité* des
maux, ce qui cadre assez avec l'hypothèse de la *table rase*
de la philosophie matérialiste ; elle sacrifie le *temps* à l'es-
pace.

L'absorption, voie toute matérielle, est, aux yeux des
allopathistes, le grand chemin de leurs médications (2). Leur
tendance à localiser explique leur prédilection pour les ap-

(1) Ribes. Fondemens de la doctrine médicale de la vie universelle.
Montpellier, 1835. Passim.
(2) Voir les œuvres de MM. Barbier, Magendie, Ségalas, qui cher-
chent à expliquer l'action des médicamens par l'absorption ou *transport
des molécules,* tandis que les homœopathes tiennent surtout compte de
la *solidarité des organes.*

plications topiques. La saignée (cette amputation de chair coulante), la purgation (cette saignée des vaisseaux blancs), voilà leurs procédés les plus héroïques et les plus fréquemment employés.

Tout cela ne prouve-t-il pas qu'en effet l'allopathie est le reflet médical du matérialisme ?

En résumé, troubler, violenter, réprimer, démembrer, évacuer l'organisme, voilà ce que se propose l'allopathie.

Aux procédés purement mécaniques qui ont pour but de rapprocher les parties, de les changer de place, de les ramener à l'ordre naturel, de les diviser, de les comprimer, d'opérer des extensions, d'amputer, de corriger des difformités, de suppléer aux parties qui manquent, elle ajoute les procédés qui intéressent davantage la cause vitale : les premiers exigent l'emploi de la main et des instrumens, les seconds demandent l'usage des *outils pharmacologiques* qui exécutent les *opérations internes*, c'est-à-dire l'emploi des médicamens *complexes* et *à fortes doses*.

L'allopathie isolée n'est donc pas la médecine proprement dite ; c'est la chirurgie externe et interne, ou, si vous tenez à l'appeler médecine, dites que c'est la médecine des *procédés* ; c'est l'*industrie* médicale (le mot pris en bonne part) ; c'est la médecine *indirecte* ; c'est la médecine principalement *quantitative*, c'est-à-dire qui s'occupe plus de la *dose* que de la *qualité* ; c'est la médecine mâle ; elle représente la violence et la force. En un mot, l'allopathiste, c'est le *chirurgien* dans le sens large de cette expression.

Fille des siècles, l'allopathie, mais de plus en plus modifiée, sera éternellement utile.

§ II. *L'HOMOEOPATHIE*, (*médecine chrétienne ou spiritualiste.*)

Similia similibus curantur.
HAHNEMANN.
Mille mali species, mille salutis erunt.
OVIDE.
Natura enim non nisi parendo vincitur.
BACON.
Nusquam magis quàm in minimis tota est natura.
PLINE.

Si l'allopathie est la fille légitime du matérialisme, l'homœopathie doit être considérée comme étant, en médecine, la réalisation pratique du principe chrétien.

Le spiritualisme a eu pouvoir de fonder une religion ; pourquoi lui refuserait-on le droit de fonder aussi une médecine ?

Stalh édifia la science de l'homme selon le dogme chrétien ; il combattit la philosophie d'Aristote, et sépara rigoureusement les sciences physiques, chimiques et mathématiques de la physiologie humaine et de la pathologie. Sa doctrine de l'*animisme* aboutit à un expectantisme contemplatif. Les Stalhiens se fiaient entièrement à l'activité, à la spontanéité, à l'autocratie de l'âme, qui était à leurs yeux la puissance conservatrice et médicatrice ; ils espéraient beaucoup, ils n'osaient rien ; ils assistaient à la guérison plutôt qu'ils ne la procuraient (1).

Mais souvent la nature ne se suffit pas toute seule ; elle

(1) Stalh ne semble-t-il pas avoir inspiré Molière, dans ce passage : « La nature d'elle-même, quand nous la laissons faire, se tire doucement du désordre où elle est tombée ; c'est notre inquiétude, c'est notre impatience qui gâte tout, et presque tous les hommes meurent de leurs remèdes, et non pas de leurs maladies ». — (Malade imaginaire, acte 3.)

attend de l'art un généreux appui. Il appartenait à Hahnemann de faire porter au spiritualisme son *fruit thérapeutique*. Si ce fruit est venu si tard, cela tient sans doute
au mépris du christianisme pour notre corps, pour notre
guenille, pour la santé que Fourier, le phalanstérien, appelle le *luxe interne* de l'homme.

Chez les juifs, au contraire, où les intérêts temporels
étaient en honneur, l'étude de la médecine était jointe à
celle de leurs dogmes religieux. Les *esséniens* et les *thé-
rapeutes* étaient renommés pour leur habileté dans le traitement des maladies. Le nom des derniers signifie *guéris-
seurs*. On a cru long-temps que, pour être médecin, il
fallait être juif. En général, les médecins ont été toujours
accusés d'être d'assez mauvais chrétiens : c'est que leur
profession et leurs études les obligent à tenir grand compte
du *corps*, de la *matière*, des *organes*.

« L'homœopathie, dit le docteur Ribes, le professeur de
» la faculté de Montpellier (1), en prouvant que les médi-
» camens ont une action incontestable à des doses infiniment
» petites, rappelle l'attention vers des modifications, dans les-
» quelles le changement ne réside pas principalement dans les
» qualités physiques ou anatomiques ; elle ramène à l'activité
» propre, et, en cela, elle réveille l'idée des *modes de sentir*.
» L'*esprit* se fait donc jour sous une autre forme dans la scien-
» ce, à côté de ce qui fut appelé le *magnétisme animal* (2). »

(1) Fondemens de la doctrine médicale de la vie universelle. Montpellier, 1835.

(2) Le magnétisme animal n'est pas un fait spirituel, comme semble
le croire le docteur Ribes ; c'est plutôt un fait sentimental, sympathique,
ou de volonté.

On sait que l'Allemagne est la terre classique du spiritualisme, le cerveau de l'Europe, le grand laboratoire des idées. Hahnemann n'a pu échapper à l'influence de son milieu ; il porte le cachet spiritualiste. En effet, il est surtout préoccupé de ce qu'il y a dans les phénomènes morbides d'impalpable, d'insaisissable par les sens ; il n'accorde pas assez d'importance aux faits de perception matérielle ; il fait ressortir les pouvoirs actifs de l'organisme, puisqu'il suffit de le solliciter, de le provoquer par un atome. Il ne peut pas dire à priori : Voilà un médicament favorable, car cela dépend de l'affectibilité du *moi, de la personne* malade... Tout est *subjectif.*

Ne trouvez-vous pas dans l'hypothèse de la *psore* héréditaire une sorte de parenté avec le péché originel, une tendance à l'*unité* de maladie, une affiliation avec les *idées innées* de Descartes ?

Hahnemann dit que les maladies ne sont que des aberrations *dynamiques* que notre *vie spirituelle* éprouve dans sa manière de sentir et d'agir, c'est-à-dire des changemens immatériels dans notre manière d'être. Il dit aussi que le pouvoir qu'ont les médicamens de modifier l'organisme, est purement *dynamique et indépendant de leurs principes matériels.* Il s'explique les merveilleux effets des atomes homœopathiques par la mise en liberté, par le dégagement de la *force spirituelle* du médicament. Il dit que cette force latente ne manifeste sa puissance qu'à mesure qu'elle est dégagée de son *enveloppe* matérielle. N'est-ce pas là voir les objets à travers le prisme spiritualiste ?

Voilà pourquoi Hahnemann fait peu de cas des beaux travaux d'anatomie pathologique qui ont distingué l'école française durant un demi-siècle. A ses yeux, les altérations anatomiques ne sont que des *effets* de la maladie. Les allopathistes, au contraire, les regardent comme *causes*, et leur accordent la plus grande importance. Selon notre manière de voir, les lésions matérielles ne sont qu'*un des modes* de la maladie, lequel toutefois peut devenir, dans quelques cas, la source principale de l'indication thérapeutique.

Par une conséquence inévitable de sa réaction spiritualiste, contre l'organicisme ou le matérialisme médical, Hahnemann, préoccupé surtout du dynamisme vital, c'est-à-dire de *l'unité de la vie*, a dû confisquer et confisque en effet la *localisation* au profit de la *généralisation*; la *multiplicité* au bénéfice de l'*unité*, ou du moins Hahnemann subordonne les intérêts privés aux intérêts généraux de l'organisme. Quel que soit l'organe affecté, c'est toujours à l'appareil digestif qu'Hahnemann adresse ses médicamens. Il proscrit les applications locales.

L'homœopathie s'occupe surtout de découvrir par l'expérimentation pure, c'est-à-dire sur l'homme sain, et d'approprier aux divers états morbides des agens pharmacologiques, des *spécifiques*. A ses yeux, la médecine est toute dans la spécificité. Elle croit que la providence a mesuré l'infinie variété des remèdes à l'infinie variété de nos maux. Elle part de cette consolante idée, qu'il y a dans le monde extérieur autant d'agens thérapeutiques qu'il se manifeste en nous de groupes distincts de symptômes.

L'homœopathie démontre :

1.º Que les médicamens ont la propriété de provoquer des maladies artificielles bien distinctes et bien déterminées ;

2.º Que des maladies artificielles provoquées font cesser, d'une manière prompte, durable, radicale, les maladies spontanées qui leur sont *analogues*.... De là, le mot d'homœopathie, composé de *homoios*, semblable, et *pathos*, affection ; de là, l'axiome *similia similibus curantur*.

3.º Agissant dans le sens de la nature, *aggravant* en conséquence momentanément le mal qu'elle se propose de guérir, l'homœopathie n'a besoin que de doses extrêmement petites. Elle pousse la division des substances médicinales jusqu'à un degré que la pensée se refuse à saisir et à regarder comme possible ; elle s'appuie sur ce fait, que les organes sont infiniment plus accessibles aux irritations homéopathiques, qu'aux stimulations antipathiques et allopathiques.

Le médecin homœopathiste considère l'organisme comme éminemment *actif*. Loin d'opprimer *le moi*, il attend tout de lui ; à peine lui vient-il en aide en le sollicitant très-légèrement. Il obéit à la nature pour mieux la vaincre ; il s'associe à la maladie, ou plutôt à la réaction de la force vitale. L'homœopathe cherche, comme le chrétien, à escamoter, pour ainsi dire, ou mieux, à spiritualiser la matière, à dégager de la masse la propriété, la virtualité. Pour exhiber et développer les vertus curatives cachées dans le sein des médicamens, il les travaille, les prépare, les électrise, les broie, les secoue, les soumet à des opérations inusitées et minutieuses ; il fait leur éducation.

L'homœopathie n'emploie que les médicamens simples, et un seul à la fois ; elle aime *l'unité*, est *une* dans sa manière de penser et d'agir ; elle part d'un seul principe, elle se constitue scientifiquement, elle a la prétention de fonder sa pratique sur une théorie rigoureuse; elle est dogmatiste, tandis que l'allopathie tient davantage de l'empirisme.

En résumé, ménager la force vitale dont l'énergie, combinée avec l'action d'un remède bien choisi, peut seule procurer la guérison, voilà le but de l'homœopathie.

Quand l'allopathie applique un *procédé*, une *médication*, l'homœopathie approprie un *médicament*.

L'homœopathie, c'est la médecine principalement *qualitative*, tenant bien plus de compte de la *qualité* que de la *dose* des médicamens; c'est la médecine *directe* (la ligne droite n'est pas toujours le plus court chemin pour arriver à un but); c'est la médecine dynamique, spirituelle; c'est la médecine *femelle*, elle représente la douceur et la condescendance; en un mot, c'est la médecine des spécifiques, selon le principe d'homogénéité ou d'analogie.

Enfin, de même que l'allopathie est le côté chirurgical de la médecine, l'homœopathie en est le côté pharmacodynamique.

L'homœopathie, comme l'allopathie, a existé dans tous les temps et sera éternellement nécessaire; jamais l'une n'anéantira l'autre.

§ III. *SYMPATHISME*, (*médecine panthéistique ou syncréliste*).

Possunt quia posse videntur!

Il y a quelque chose de magique dans tout ce qui nous cause de puissantes émotions.

L'art de guérir ne se compose pas seulement de l'ensemble des préceptes et des faits qui peuvent conduire à cette heureuse fin, et qui en forment le matériel et la doctrine ; il faut y ajouter toutes les ressources que peut créer le cœur, pour établir un contact plus complet entre le médecin et le malade.

Marc-Antoine Petit, de Lyon, pensait que, dans l'art de faire le bien, le cœur même peut recevoir des leçons ; et c'est ce qui lui inspira son essai poétique sur la médecine du cœur.

Quelqu'un a dit que les deux tiers de nos maladies venaient de nos passions. Je crois, à mon tour, dit Alibert, que nous pourrions trouver dans les passions les deux tiers de nos remèdes. Si les physiologistes voulaient bien étudier l'influence de ces ressorts puissans sur les hommes, que de formules ne rayeraient-ils pas du dispensaire ! Mais il est infiniment plus commode de faire une ordonnance, que de s'assujettir à tous les soins qu'exige le grand art d'exciter sagement et de modérer les passions.

Montaigne va jusqu'à dire que les succès des médecins ne sont dus qu'à *la créance du patient, et que l'effet de l'imagination supplée à l'imposture de leur apozème.*

Qui ne connaît les effets des commotions morales ? N'at-on pas vu des propos offensans occasionner une fièvre bilieuse qui mettait la vie en danger, une indiscrète prophétie de mort causer en effet la mort à l'époque prédite, et une nouvelle affligeante ou une surprise agréable suspendre subitement le cours de la vie ?

Mais, en revanche, le médecin peut tirer le plus grand parti de la connaissance du moral de l'homme. Marc-Antoine

Petit raconte qu'il avait opéré de la pierre M. André, de Dijon. Depuis deux heures le sang coulait encore avec une abondance alarmante. C'en est fait de moi, dit-il à son opérateur, je perds tout mon sang. Vous en perdez si peu, répliqua Petit avec tranquillité, que vous serez saigné dans une heure.... Son intention n'était point telle ; il partageait les inquiétudes du malade. Mais l'idée imprévue d'une saignée, entièrement opposée à une hémorragie, en lui prouvant que celle-ci était légère, rassura son esprit. Le sang ne tarda point à s'arrêter, et M. André fut sauvé.

Desgenettes, s'inoculant la peste en face de l'armée, guérit plus de malades que les médicamens employés jusques-là.

Tout le monde conviendra que ce ne sont pas toujours les médicamens qui guérissent un malade, et que de sages conseils, des discours qui éclairent sa raison, des témoignages d'amitié qui touchent son cœur, sont des moyens puissans de le rendre à l'espérance et à la vie. Les médecins qui dirigent les hospices des fous ne sont pas ceux qui me contrediront. Plus le malade a confiance en son médecin, plus l'action des médicamens est assurée.

C'est surtout dans l'Orient qu'il faudrait étudier la médecine syncrétiste. Je ne prétends pas réhabiliter et préconiser les jongleries, les pratiques mystiques, les superstitions grossières, les rêveries absurdes de la magie, de la divination, des sciences occultes, tous les honteux moyens par lesquels des charlatans cupides fascinent l'ignorance et exploitent la crédulité. Mais qui osera contester les résultats vraiment curatifs obtenus à l'aide de l'empire exercé par les croyances religieuses, par la mise en jeu des deux sentimens les plus puissans sur le cœur humain, la crainte et l'espérance? On a beau dire, tout n'est pas également absurde et digne de mépris dans cette exploitation du penchant inné qu'ont les hommes pour le merveilleux. Les bienfaits de la médecine, confondue ainsi avec la religion, ne peuvent être méconnus que par ces gens à courte vue, pour qui le sentiment et la foi sont un objet de risée, véritables eunuques d'intelligence et de cœur qui se croient *positifs*, parce qu'ils sont *incomplets*, et qui se sont accoutumés à ne voir qu'à travers le prisme voltairien, la puissance du levier religieux et l'influence sacerdotale.

Il est facile de comprendre le goût des orientaux pour les prestiges de l'astrologie, les visions, les songes, la magie, si l'on réfléchit à l'influence que doivent exercer sur eux le dogme de la prédestination, le climat, l'abus des parfums, et surtout l'usage immodéré de l'opium, qui est commun à toutes les classes de la nation, et auquel ils se livrent avec fureur, parce qu'il les dédommage amplement de la privation du vin que leur a imposé leur prophète. Ne sait-on pas la vertu qu'a l'opium d'enivrer l'esprit d'illusions et de charmes imaginaires?

Or, chaque pays doit avoir sa médecine spécifique, c'est-à-dire appropriée à la nature de ses habitans.

En Orient donc, sachons comprendre le magisme, et gardons-nous, en Occident, de négliger la médecine religieuse, morale, sympathique.

On reproche aux médecins, et avec raison, de n'être pas assez *sorciers*.

III.

CONSIDÉRATIONS tendant à démontrer l'égale néces-
sité en médecine de l'Allopathie et de l'Homœopathie.

> Pourquoi le médecin ne se servirait-il que de son bras
> droit, tandis qu'il a aussi un bras gauche ?
>
> Ressemblerons-nous à ce seigneur féodal qui avait pris
> pour devise : *Tout d'un côté et rien de l'autre ?*

Il est dit dans le Coran que : « l'Orient et l'Occident appartiennent à Dieu ».

Et moi je dis que l'allopathie et l'homœopathie appartiennent toutes deux à l'art de guérir, qu'elles sont en quelque sorte les deux sexes de l'art de guérir, qu'il ne faut pas chercher à anéantir l'une par l'autre, et que ces deux sœurs, loin d'être ennemies, doivent s'unir et grandir ensemble, comme étant également nécessaires.

Est-ce en médecine seulement qu'on rencontre deux forces en apparence contradictoires, et en réalité susceptibles de de s'harmoniser ?

Le même fait se retrouve partout, si bien que toutes les questions religieuses, politiques, scientifiques, sont devenues aujourd'hui des questions de *lien*, de *rapport* d'harmonie.

Si l'on me demandait à cet égard une formule aphoristique, je dirais :

Toute vie est le jeu d'un axe entre deux pôles, ou bien, toute vie est un balancement harmonique entre deux forces antagonistes ; ou bien, toute vie est l'harmonie dans le dualisme, toute vie est une dualité qui s'agite dans l'harmonie.

Choisissons quelques exemples, qui feront mieux sentir ce que nous voulons dire.

En astronomie, concevriez-vous le système planétaire pivotant sur l'attraction *seulement*, ou sur la répulsion *exclusivement ?*

Dans le premier cas, toutes les planètes ne seraient-elles pas absorbées par le soleil et confondues en lui ?

Dans le second, ne seraient-elles pas isolées, indépendantes, excentriques, anarchiques ? Vous conviendrez ici sans peine que le jeu, que la vie des astres (car les astres vivent), est une mystérieuse oscillation entre l'attraction et la répulsion, ces deux forces, *centripète* et *centrifuge*, agissant en sens inverse l'une de l'autre, mais tendant toujours à s'harmoniser.

Dans l'ordre physico-chimique, n'avez-vous pas l'électricité positive et négative ?

Dans l'ordre physiologique, l'absorption et l'exhalation ?

En politique, ne cherchons-nous pas l'accord harmonieux de l'autorité et de la liberté, de la nomination par en haut et de l'élection par en bas, du monarque et du peuple ?

En morale, l'égoïsme (*ou amour exclusif de soi*), et l'abnégation (1) (*ou amour exclusif d'autrui*), ne vous semblent-ils pas également vicieux ?

Dans ce qui touche aux relations des sexes, ne sentons-nous

---

(1) Aujourd'hui, on ne *pratique* guère l'*abnégation ;* mais c'est elle que l'on continue d'*estimer*, d'après la règle morale chrétienne. L'homme sincère, qui avoue ne pas vouloir perdre de vue son intérêt particulier, mais en l'associant à l'intérêt général, est encore accusé d'*égoïsme*. Tout cela changera.

pas le besoin de comprendre, de satisfaire, d'harmoniser la *constance* et la *mobilité*, ces deux faces essentielles du cœur humain, qui est *un* et *multiple* à la fois ?

En logique, pouvez-vous séparer la synthèse de l'analyse ? Autant vaudrait, dans le jeu de la pompe, séparer le *hausser* du *baisser*, ou, dans le mouvement circulatoire, n'admettre qu'un seul des deux modes alternatifs, la *systole* ou la *diastole*.

L'univers, dit l'abbé Gerbet, est l'harmonie permanente d'une grande analyse et d'une grande synthèse, un jeu sublime de ces deux mouvemens où la force qui sépare est au service de celle qui unit, méthodes vivantes, logique divine dont notre logique artificielle n'est qu'une pâle copie !

En éducation (traitement des penchans), n'employonsnous pas tous les jours deux ressorts également puissans, la *répression* et la *concession* ?

Par quelle bizarre exception la médecine échapperaitelle à ce dualisme, qui est la loi commune ? Si l'on se pique d'être conséquent, on ne peut donc s'empêcher de faire bon accueil à l'axiome de Galien, et à celui d'Hahnemann, au *contraria* (1) et au *similia*....

J'ajoute cependant que si la *force* ou la *lutte* représentée par l'allopathie est une des conditions impérissables de la vie, également consacrée en droit et en fait, cette condition se dépouillera peu à peu de la *violence* qui l'a caractérisée dans le passé. Ce sera (si l'on veut me permettre

---

(1) La pensée qui domine évidemment toutes les doctrines médicales depuis la naissance de l'art, c'est la *loi des contraires*. Aussi, quoique cette loi ne renferme pas toute l'allopathie, c'est par elle surtout qu'elle se caractérise et se distingue de l'homœopathie.

une comparaison qui rend assez bien ma pensée) l'esprit *militaire* se transformant en esprit *industriel*.

Je conclus que l'allopathiste exclusif est un médecin incomplet, aussi bien que l'homœopathiste exclusif, aussi bien que celui qui se bornerait à faire exclusivement de la médecine morale ou sympathique.

Le véritable *prêtre* de la santé, *naturæ minister et interpres*, est celui qui a trois cordes à son arc, et qui sait les faire vibrer à propos ; c'est celui qui emploie pour le bien de ses semblables le plus d'*industrie*, le plus de *science* et le plus d'*amour*.

En d'autres termes, le *guérisseur* est la loi vivante, mettant en jeu, selon les cas (et c'est ce casuisme thérapeutique qui constitue l'habile praticien), tantôt les *procédés* mécaniques, matériels de la chirurgie externe et interne, c'est-à-dire de l'*allopathie ;* tantôt les *agens* atomistiques, pour ainsi dire spirituels, de l'homœopathie ; tantôt les *moyens* empruntés au sentiment, à l'amour, à la volonté, à la foi, surtout dans les époques palingénésiques de sur-excitation religieuse ; et peut-être ne sommes-nous pas éloignés d'une de ces époques.... Il serait par trop commode d'effacer de la tradition les cures miraculeuses, et il est temps, je crois, de réhabiliter le *sentiment* trop sacrifié à la *raison* et à la *sensation*.

Comme ces rapprochemens et ces comparaisons, moyens indirects de démonstration, sont de nature à ne satisfaire que les personnes placées au point de vue de l'ordre universel, je sens le besoin, dans l'intérêt de ma cause, de convaincre les esprits sévères par d'autres argumens. Je vais m'appuyer sur les peuves que je donnerai de l'*insuf-*

fisance de chacune des trois médecines, en tant que *sépa-rées ;* car ici, comme ailleurs, c'est l'union qui fait la force.

IV.

CRITIQUE des Méthodes Allopathique, Homœopathi-que et Sympathique, en tant qu'isolées.

Je cherche le *vrai* pour arriver à l'*utile*.

On affaiblit tout ce qu'on exagère.

Les trois médecines, ou plutôt les trois faces de la mé-decine, se complètent l'une par l'autre. Si chacune d'elles trouve, dans son utilité particulière, la raison de son exis-tence, elle doit comprendre que sa puissance est limitée, et que les droits des autres ne sauraient être supprimés. Le médecin ne doit pas sacrifier les hommes au désir de généraliser ou de restreindre un système quelconque ; il doit se servir de toutes ses ressources, et ne s'exagérer l'importance d'aucune.

ALLOPATHIE. — Quoi qu'en disent les homœopathes, l'allopathie aura toujours sa place incontestable dans le do-maine médical. Hahnemann, en attaquant vertement l'al-lopathie, a critiqué la mauvaise, et n'a pas rendu justice à la bonne. Nous le fesons pour lui en montrant son vé-ritable caractère, et en reconnaissant ses services.

Mais, tout en acceptant les bons côtés de l'allopathie, nous ne dissimulerons pas ses erreurs et ses lacunes. Nous dirons que depuis un demi-siècle sa tendance, exclusivement ma-térialiste, lui a trop fait perdre de vue l'unité de la vie, le *consensus unus* d'Hippocrate ; qu'elle localise trop les maladies, qu'elle traite plutôt des *organes* malades qu'*un individu* malade; qu'elle s'est exagéré les avantages de l'anatomie pathologique, oubliant que le sang d'un cadavre n'est plus du sang, et que la vie a des secrets que la mort n'enseigne pas. Il est vrai que l'anatomie pathologique a puissamment contribué à perfectionner le diagnostic, dans ce qui est relatif au siége des maladies; mais qu'a-t-elle fait pour la thérapeutique, c'est-à-dire pour la connaissance et l'application des médicamens ? Rien, absolument rien ; et j'ai entendu moi-même, à Paris, sortir cet aveu de la bouche du docteur Louis, qui a ouvert trois mille cadavres, et n'y a pas trouvé un seul spécifique. Cet observateur habile, que je regarde comme une des personnifications les plus hautes et les plus sincères de l'école allopathique, a dit qu'en médecine tout était à recommencer. Il a démoli, par des faits nombreux et rigoureusement analysés, et par d'inexorables chiffres, les châteaux de carte théoriques du dogmatiste Broussais ; il a détruit une à une toutes les illusions que pouvait conserver la doctrine de l'irritation sur la nature et sur les causes des maladies chroniques, et sur l'efficacité de ses mesquines ressources thérapeutiques. Il a contesté, avec raison, la légitimité de la saignée (1), cette reine absolue des anciens jours, qui aura aussi son exil

(1) Tant que le bourreau fut regardé comme la clé de voûte du système social, le saigneur dut être considéré comme la clé de voûte du système médical. L'un et l'autre tendent à donner leur démission. A mesure que la société et la médecine progressent et se renouvellent, il s'opère de nouveaux classemens des hommes et des choses, en vue du nouveau but d'utilité sociale et médicale. La *loi du sang* sera, non pas abolie, mais profondément modifiée.

de Prague, ce qui ne veut pas dire que tous ses vieux droits· soient annulés ; il a désenchanté la foi dans les sangsues. Il continue pourtant à se servir de ces moyens, faute de mieux, et quand il a épuisé cette ressource si incertaine, il est réduit à une médecine expectante. Le docteur Louis est un démolisseur qui fait table rase des croyances que le Broussaisisme avait jetées dans les esprits ; il efface l'erreur, mais il n'enseigne pas de vérités nouvelles ; il détruit et n'édifie point. Se cantonner dans les travaux anatomiques, c'est vouloir devenir naturaliste profond, plutôt que guérisseur habile. On remarque qu'après avoir consacré 533 pages à la description des tubercules pulmonaires, il se borne à en écrire 9 sur leur traitement.

Le docteur Louis s'est beaucoup occupé des maladies chroniques ; il a porté la loupe et le scalpel dans les diverses altérations qu'elles laissent dans nos organes. Il démontre, d'une manière victorieuse, selon moi, que l'*irritation* (1), ce protée si commode, ce génie familier de Broussais, est étrangère, comme *cause*, à ces dégénérescences organiques contre lesquelles toutes les méthodes médicales quelconques viennent se réunir dans une égale impuissance. Il y a ici évidemment une énorme lacune ; et lorsque Hahnemann croit avoir trouvé, dans les miasmes chroniques, soit *héréditaires,* soit *acquis* (*psore*, *syphilis*, *sycose*), le triple secret de tant de hideuses transformations de nos organes, pourquoi

(1) L'erreur de Broussais consiste à avoir donné à l'*irritation* l'importance d'une loi primordiale, tandis qu'elle n'est qu'un fait secondaire. A cela près, je regarde ce chef du matérialisme médical comme un homme d'un mérite éminent.

se refuserait-on à vérifier une hypothèse que certains faits semblent déjà justifier ? Cet éclair de génie qui vient jeter une si vive clarté sur les maladies chroniques, quoiqu'en dehors jusqu'à un certain point de l'homœopathie, me semble mériter une sérieuse attention.

Je voudrais que le docteur Louis, et quand je dis le docteur Louis, je veux dire l'école allopathique, dont il résume les qualités et les défauts, sentît enfin le besoin de diriger vers une mine nouvelle d'observations et d'expériences ses efforts de curiosité active et persévérante. On a épuisé l'étude de l'homme malade ; qu'on étudie désormais les agens thérapeutiques correspondant à chacune de nos affections ; qu'on se hâte de créer une bonne matière médicale. Le temps est venu de réunir en un seul faisceau les deux branches principales de l'art de guérir, le *diagnostic* et la *thérapeutique*.

Deux choses capitales dénotent l'insuffisance de l'allopathie : d'abord, elle a donné sa démission pour certaines maladies réputées par elle incurables ; en second lieu, la question des spécifiques est pour elle une énigme sans mot, une étrange anomalie, un problème sans solution. Ou elle les nie en se mentant à elle-même, ou elle s'accommode de trois ou quatre qu'elle tient du hasard, sans chercher à en agrandir le nombre, et sans pouvoir s'expliquer leur mode d'action. Elle les range, en attendant mieux, comme pièces curieuses, dans une catégorie exceptionnelle, sorte de pierre d'attente d'un système nouveau ; elle les emploie à grosses doses, ce qui l'amène quelquefois à les proscrire comme dangereux, le mercure, par exemple, parce qu'en effet l'expérience avait démontré qu'avec les fortes quantités consacrées par l'usage il compromettait la vie dans les maladies où l'aptitude à ressentir des irritations *homogènes* est portée à un haut degré.

L'allopathie est donc incomplète en pratique et en théorie ; en pratique, puisqu'elle est impuissante à guérir certains maux, et qu'elle ne sait pas le secret de soumettre les agens pharmacologiques à des préparations, à des manipulations *dynamisantes* (trituration, succussion), qui en exaltent singulièrement l'énergie, et permettent d'en diminuer prodigieusement la dose ; en théorie, puisque, à l'égard des spécifiques, elle est réduite à la définition de Molière : *Opium facit dormire, quia est in eo virtus dormitiva.*

HOMŒOPATHIE. — L'homœopathie apporte dans ces ténèbres sa vive lumière ; elle seule a la clé de ce monde nouveau ; elle sait le *pourquoi* de la mystérieuse spécificité, la soumet à des règles certaines, et élève un aveugle empirisme jusqu'à la dignité d'une science. Avec son admirable principe de l'homogénéité, entrevu par Hippocrate (1),

---

(1) La médecine dite hippocràtique ne devait pas perdre de vue que *vomitus vomitu curatur* est un des aphorismes d'Hippocrate. Le vieillard de Cos dit ailleurs : *Plerique morbi his ipsis curantur a quibus etiam nascuntur* (de Morbo sacro) : Il y a des maladies dont la cause et le remède sont de même nature ou homogènes ; et àutre part encore : *Per similia adhibita ex morbo sanatur* (de Locis in Homine).

Il est vrai qu'Hippocrate a dit aussi de la manière la plus formelle que les contraires ou les opposés sont les remèdes de leurs opposés, ce qui prouve qu'Hippocrate contient en germe les deux faces antagonistes de l'art de guérir. Il a défini la médecine une *addition de ce qui manque* (c'est surtout le fait homœopathique), et un *retranchement de ce qui est superflu* (c'est surtout le fait allopathique).

proclamé dans le moyen-âge par Paracelse (1), démontré et appliqué par Hahnemann, elle vient constituer un *organon* nouveau de l'art de guérir.

Il est certain (dit le docteur Sainte-Marie dans l'introduction si remarquable de son *nouveau Formulaire médical et pharmaceutique*, 1820) que nous guérissons quelquefois en *agissant dans le sens même de la nature*, et en complétant par nos moyens l'effort salutaire qu'elle a entrepris, et qu'elle n'a pas la force d'achever. C'est ainsi que Rivière, à une époque où le quinquina n'était point connu, a guéri des fièvres intermittentes soporeuses, en donnant l'opium dans l'intervalle des accès. On sait que la suette anglaise céda miraculeusement aux sudorifiques.

Jean-Pierre Frank rapporte qu'il fut appelé en consultation pour un homme de 40 ans, réduit au dernier degré de consomption par une diarrhée fort ancienne; ses remèdes ne furent pas plus efficaces que bien d'autres vainement essayés jusqu'alors. Le malade, ennuyé, écouta les promesses d'un empirique, qui lui fit prendre une poudre drastique dont il cachait la composition. Une superpurgation des plus violentes en fut le résultat. Le malade fut près de mourir ; mais son dévoîment cessa par cette crise, et la santé se rétablit franchement et entièrement. A cette occasion, Frank se demande si les drastiques seraient capables de guérir quelquefois la diarrhée.

Le docteur Sainte-Marie cite un fait semblable qui se

---

(1) Paracelse a dit : *Neque enim unquam ullus morbus calidus per frigida sanatus fuit, nec frigidus per calida ; simile autem suum simile frequenter curavit.*

passa sous ses yeux en 1817. Après avoir rapporté d'autres observations curieuses, « *il est impossible , dit-il ,*
» *que ces faits ne soient que d'heureux hasards ; ils se*
» *rattachent indubitablement à quelque grande loi thé-*
» *rapeutique* ».

Il était réservé au génie de Hahnemann d'interpréter di-
gnement ces guérisons empiriques, dues à des médicamens
qui augmentent d'abord la maladie qu'ils doivent bientôt
faire cesser entièrement ; de découvrir lui-même, de créer
ses instrumens de guérison, des *spécifiques ,* par l'expérimentation sur l'homme sain, et de fonder sur l'application du
principe des semblables une méthode thérapeutique qui
vient, non pas absorber, comme il le prétend, mais compléter l'allopathie.

Une chose bien digne de remarque, c'est que le principe de l'*homogénéité* est celui dont se sert la nature,
dans plusieurs circonstances; pour arriver à la guérison.
En effet, comment cessent les épidémies? comment finit le
choléra? On dit qu'après les premiers ravages la maladie
perd de son intensité. La mort est, en effet, moins prompte
alors, et les secours de l'art sont plus souvent efficaces....
et cependant cette maladie, *en apparence affaiblie ,* ira
se développer dans un lieu voisin ou éloigné, avec toute sa
première violence! Le caractère du mal n'est pas changé;
il faut donc que ce soit l'état de l'homme qui ait été mo-
difié..... Le moment où il y a le plus de malades devrait
être nécessairement celui où les causes de propagation, de
quelque nature qu'elles puissent être, ont aussi le plus
de force . soit par le caractère de plus grande malignité,

soit par le nombre des malades ; la cause du mal augmen-
tant, le mal devrait donc aussi augmenter dans une progression continue, et ne s'arrêter que par défaut de vic-
times. Nous voyons néanmoins un résultat contraire. Sans
transition progressive, sans cause apparente, quand au contraire toutes les causes sembleraient se réunir pour devoir
augmenter la force de propagation, tout à coup l'épidémie
s'arrête, et perd à la fois sa force en nombre et en intensité.

Il n'y a pas dans le mal lui-même une propriété qui
puisse conduire à expliquer ce phénomène. Ce n'est pas
l'affaiblissement du miasme. Si cette raison était admise,
comment se pourrait-il que le choléra, parti de l'Inde pour
venir en Europe, conservât, après un long période de temps
et à une aussi grande distance de son point de départ, son
caractère primitif ? Ce phénomène ne peut pas être produit
par un changement de la maladie, puisque la nature de
celle-ci ne change pas ; il ne peut pas être le résultat de
causes accidentelles et variables, telles que celles qui dé-
pendraient de l'état de l'atmosphère et de la température,
puisqu'il a toujours lieu de la même manière. Il doit donc
dépendre d'une cause fixe ; et puisque cette cause ne peut
pas être trouvée dans la maladie, ni dans les circonstances
variables qui l'environnent, il faut bien la chercher dans
l'homme. Il faut étudier le rapport qui doit nécessairement
s'établir entre l'homme et la maladie. Or, la maladie modifie l'homme de manière à ce qu'il puisse lui opposer une
plus grande force de résistance, et qu'il perde cette susceptibilité en vertu de laquelle le mal se communique à
l'organisme. La *nature agit ici par inoculation*, et il faut
bien qu'il en soit ainsi, car, sans cela, l'épidémie, gagnant

toujours plus de puissance par la progression de son développement, finirait par tout détruire.

Si cette argumentation, que je puise dans les *Observations sur l'Homœopathie, par un homme qui n'est pas
médecin, 1835*, peut conduire à faire penser que ce soit
en effet un procédé semblable à celui de l'inoculation qui
mette des bornes aux ravages d'une épidémie, ce fait,
riche des conséquences que je cherche, ne pourrait trop
se recommander à la méditation des médecins.

Dans l'*acclimatement*, la nature n'*inocule-t-elle pas*, par
une légère altération de la santé, le mal que pourrait produire l'atmosphère nouvelle?

Ainsi, dans les mains de la nature, le miasme morbi-
fique devient un moyen curatif, et le principe de l'inoculation est une des grandes lois de conservation et de
guérison.

Ne trouvez-vous pas dans ces faits remarquables les deux
principes sur lesquels repose l'homœopathie, c'est-à-dire
l'homogénéité du remède, et la division de la substance
médicinale jusqu'à sa réduction en atome?

L'homme ne peut s'emparer du miasme même d'une maladie pour en faire, comme le fait la nature, un moyen
de préservation et de guérison. Cette opération n'a encore
eu lieu qu'une seule fois par l'inoculation de la petite vérole.

Pour agir dans ce système, il est donc nécessaire de
chercher une substance douée de la propriété de produire
des effets semblables à ceux que le miasme même aurait
produits. La *vaccine* est un bel exemple de ce procédé.

Cette recherche est ce qui distingue le génie de Hahnemann. Il s'est occupé de déterminer avec exactitude la vertu

propre à chaque substance médicinale, et a trouvé dans la similitude des symptômes cette spécificité d'action qu'on a tant révoquée en doute. Jusqu'à lui, on n'avait jamais exactement connu le rapport entre le mal et le remède, parce que les effets des médicamens n'avaient été étudiés que dans l'état de maladie, et le plus souvent dans l'action de substances combinées, au milieu de laquelle il était impossible de déterminer ce qui pouvait appartenir à chacune d'elles.

Riche déjà de plus de 200 spécifiques, armée d'une boussole pour arriver à la découverte de beaucoup d'autres, l'homœopathie, fière de son présent, est belle d'avenir et pleine de foi en elle-même : c'est la lance d'Achille guérissant les maux qu'elle fait.

Mais vainement proclame-t-elle sa toute-puissance, son infaillibilité.

Il est des cas assurément où l'on peut *guérir sans elle, et mieux qu'elle;* et il en sera toujours ainsi, quels que soient ses progrès dont Hahnemann est l'origine, mais non pas le terme.

Je vous le dis en vérité, il y a des restrictions à apporter à cette proposition trop absolue, *que toute action véritablement curative ne peut qu'être l'effet d'un agent homœopathique.*

Remarquons d'abord que la vie ne se manifeste pas seulement par l'*analogie*, par l'*affinité*, mais bien aussi par l'*opposition,* par la *répulsion; ce dualisme est indestructible;* et si l'être humain est *complexe* en même temps qu'*un,* il faut bien que les méthodes thérapeutiques répondent à ce double point de vue ; et voilà pourquoi le *similia* ne doit pas détrôner le *contraria*. Il n'est question que d'agrandir le patrimoine scientifique.

Si l'homœopathie est un riche filon de la mine, elle n'est pas toute la mine. Vainement voudrait-on l'ériger en véritable et unique doctrine médicale ; elle repose sur une base trop exclusive pour pouvoir prétendre à de si hautes destinées ; elle n'est et ne sera qu'une méthode spéciale. La *loi des semblables*, au lieu d'être l'axiome fondamental de l'art de guérir, n'en est qu'un des principes, principe très-important, qui nous offre, sous un nouveau jour, la guérison des maladies ; c'est un des aspects nécessaires de la vie, de la réalité, dont une autre face est la loi des *contraires*.

Cependant, tout en avouant avec bonne foi que, dans l'axiome *similia similibus*, ne me paraît pas contenu tout l'art de guérir, je déclare hautement que le progrès actuel doit consister à développer, à mettre en relief la face homœopathique de la médecine, parce que cette étude, qui vient combler les desiderata de la science médicale, sera féconde en beaux résultats pour l'humanité. Aussi j'excuse volontiers les homœopathes exclusifs, parce que nous connaîtrons par leurs travaux toute la portée de l'homœopathie. On a dit que la fortune récompense l'audace ; les novateurs doivent croire qu'il en est ainsi de la science : « qu'elle » est prude pour l'homme timide qui l'aborde en trem- » blant, et que celui qui sait à propos lui faire violence » devient son amant favorisé ».

Chacun a sa nature. Moi, qui suis *médiateur* (ce qui ne veut pas dire juste-milieu), je me range d'hors et déjà parmi ceux qui croient devoir, en bonne conscience, borner les prétentions extrêmes des partisans absolus de la nouvelle doctrine ; car le maître même (1) a dit qu'il convient d'employer les procédés antipathiques et allopathiques conjointement avec les agens homœopathiques, toutes les fois que ces derniers ne provoquent point de réaction, ou en déterminent une, soit trop courte, soit trop lente ; et outre les modifications et contr'indications consenties par le maître, chacun peut en trouver bien d'autres. Au surplus, ces concessions ne seraient-elles pas justifiées par l'état d'imperfection où se trouve encore l'homœopathie, et par l'insuffisance de nos connaissances en ce qui concerne tant les symptômes morbides que les vertus médicinales nécessaires pour les combattre ?....

Déjà quelques-uns des disciples les plus distingués de Hahnemann s'accordent à dire qu'il est des cas où le danger est si imminent, qu'on ne parvient à le détourner qu'à l'aide de procédés exerçant une action générale et rapide sur l'organisme, à moins de vouloir se jouer de la vie des hommes : telles sont les inflammations, les congestions des organes principaux, *lorsqu'elles ont atteint un haut degré.* Il importe alors, disent-ils, de modifier promptement le corps malade, et de dériver la maladie vers un autre organe.

M. Léon Simon, qui a pris en main, avec tant d'éclat

---

(1) Dans les asphixies, Hahnemann déclare convenable de ranimer la sensibilité et l'excitabilité par un palliatif, par l'électricité, par des lavemens de café, des excitans ; il recommande les bains chauds dans l'empoisonnement par l'opium.

Après avoir blâmé les applications topiques ou locales, il fait une bizarre exception en faveur de l'arnica, qu'il recommande d'employer *intùs* et *extùs....* Il s'est même permis l'emplâtre de poix de Bourgogne ! — Il se permettra bien d'autres choses encore.

à Paris, la défense de l'homœopathie, me paraît s'être exagéré la valeur de cette doctrine *uni-latérale*, en y voyant *une réforme pleine et entière de l'art de guérir* (1).

Je le compare à ces néo-chrétiens qui, à force d'élargir le christianisme, pour faire entrer dans son sein les destinées nouvelles de l'humanité, dénaturent cette religion éminemment spiritualiste. Ce qui caractérise le christianisme, c'est l'exaltation, l'amour, la glorification des choses invisibles, de l'autre vie, du *ciel*, et le mépris des choses matérielles, de la vie présente, de la *terre*, vallée de larmes et de boue, lieu d'exil, etc. Le christianisme, dont le *royaume n'est pas de ce monde*, ne peut donc, sans renier ses dogmes fondamentaux, sanctifier les désirs de prospérité matérielle et actuelle, dont les peuples les plus avancés en civilisation sont animés à bon droit.

Il ne faut donc pas enfermer l'humanité dans le christianisme, mais on doit plutôt enfermer le christianisme dans l'humanité. Il *faut élargir Dieu....* car *jamais* l'humanité ne peut être sevrée du lait religieux; mais ce lait, approprié à ses divers âges, change de saveur et de qualités, devient de plus en plus substantiel.

De même, l'homœopathie, dont j'ai montré l'allure toute spiritualiste, ne saurait répondre à tous les besoins de l'art de guérir. Ne fesons pas porter aux choses plus que ne comporte leur nature; mais aussi acceptons-les pour tout ce qu'elles valent. Exagérer le pouvoir de l'homœopathie, dit *Rummel*, c'est lui nuire; car elle perdrait de son crédit en ne remplissant pas des espérances sans mesure, et on

(1) Voyez ses Leçons de médecine homœopathique. Paris, 1835.

fournirait par là des armes à ceux qui ne veulent voir en elle qu'illusion et charlatanisme.

L'homœopathie, jeune encore et presque enfant, est, comme Hercule au berceau, forte, vigoureuse et pleine de promesses.

Adoptons-la, et fesons-la grandir ; elle récompensera surabondamment le zèle de ceux qui se dévoûront à elle.

Médecins allopathes, entendez le docteur Andral, professeur de la faculté de Paris, fatigué lui aussi de la matière médicale, où puise ses ressources la médecine régnante :

« Sans préjuger, dit-il, la question que les homœopathes
» ont soulevée, dans ces derniers temps, sur la propriété
» qu'auraient les agens curatifs de déterminer dans l'or-
» ganisme les maladies qu'en allopathie on se propose de
» combattre par eux, *nous croyons que c'est là une vue*
» *qu'appuient quelques faits incontestables*, et qui, à
» cause des *conséquences immenses* qui peuvent en résul-
» ter, mérite au moins l'attention des observateurs. À sup-
» poser, ce qui est très-probable, qu'Hahnemann soit tombé
» à cet égard dans l'exagération, si facile aux théoriciens,
» parmi les faits nombreux qu'il cite à l'appui de ses opi-
» nions, il est certain qu'il en est quelques-uns qui sont
» parfaitement en harmonie avec sa pensée. Que l'on répète
» ces expériences, il est vraisemblable que l'on verra surgir
» quelques autres faits aussi authentiques ; qu'un esprit
» vigoureux médite ces faits, qu'il les compare après les
» avoir explorés sous toutes leurs faces, qui sait les con-
» séquences qui *en pourraient jaillir !* »

Aveu naïf et précieux, échappé de la conscience dans le silence du cabinet ! Et puis le même homme (ainsi que

le remarque le docteur Léon Simon), jeté dans le sein
d'une académie, entraîné par l'esprit de corps et les exi-
gences qui en sont la conséquence, n'ose plus y soutenir
la vérité, et, devenu l'esclave du milieu qui l'entoure, il
se fait le complice d'un véritable déni de justice.

Au surplus, voici ce qu'avait déjà dit Bichat, dont l'autorité ne saurait être repoussée :

« Il n'y a point eu, en matière médicale, de systèmes
» généraux; mais cette science a été tour à tour influencée
» par ceux qui ont dominé en médecine; chacun a reflué
» sur elle; de là le vague, l'incertitude qu'elle nous pré-
» sente aujourd'hui. Incohérent assemblage d'opinions elles-
» mêmes incohérentes, elle est peut-être, de toutes les
» sciences physiologiques, celle où se peignent le mieux
» les travers de l'esprit humain. Que dis-je ? ce n'est point
» une science pour un esprit méthodique ; c'est un en-
» semble informe d'idées inexactes, d'observations souvent
» puériles, de moyens illusoires, de formules aussi bizar-
» rement conçues que fastidieusement assemblées. On dit
» que la pratique de la médecine est rebutante ; je dis
» plus, elle n'est pas, sous certains rapports, celle d'un
» homme raisonnable, quand on en puise les principes dans
» la plupart de nos matières médicales ».

Rostan, dans son Cours de Médecine clinique, tome 1.er,
critique amèrement la matière médicale actuelle.

Le mérite de Hahnemann est d'avoir affranchi la thérapeutique de la pathologie. Gloire à lui pour avoir coupé
ce cordon ombilical ! gloire à lui pour avoir exhibé les
vertus latentes cachées dans le sein des médicamens, et

pour avoir fondé la pathogénésie (1) ! Le novateur allemand a su tourner au profit de l'humanité deux forces qui semblaient n'être destinées qu'à lui nuire, le *poison* (2) et la *maladie !* Gloire à lui pour avoir démontré le pouvoir réel des doses infinitésimales ! Leur action ne saurait être aujourd'hui contestée que par ceux qui sont résolus à tout nier. J'ai traité quelques médecins homœopathiquement, et je déclare que leur premier aveu a été un hommage rendu à la puissance de l'infiniment petit. Au reste, il est bon de s'entendre, une fois pour toutes, sur cet objet, qui est vraiment le côté merveilleux et incroyable de la réforme médicale. Il y a là un malentendu qu'il importe de dissiper. C'est ce qu'a fort bien senti le docteur Peschier, de Genève, lorsqu'il a combattu cette absurde proposition, *que les homœopathes, avec le moins, font le plus.*

« Les dénominations purement arithmétiques de *millio-*

---

(1) La pathogénésie consiste dans l'observation des facultés actives des médicamens, dans l'étude des effets immédiats ou primitifs que fait naître le développement de leur force active appliquée sur l'homme en état de santé. Elle constate et enregistre les mutations organiques sensibles qui surviennent, et elle en précise le caractère et la nature avec une scrupuleuse attention et une minutieuse exactitude.

La thérapeutique ne voit que les effets secondaires, les effets de réaction qui constituent la vertu curative.

La pathogénésie et la thérapeutique sont deux parties de l'art unies par des anneaux étroits. Il importe de bien préciser leurs rapports. Elles se trouvent confondues dans tous les traités de matière médicale allopathique.

(P. Dufresne. — Bibliothèque homœopathique, tome 3.)

(2) Le docteur Dufresne pensait que la partie active d'un médicament, celle qui constitue sa vertu, celle qui fait qu'il n'est ni substance alimentaire, ni substance inerte ou neutre, est un *venenum* particulier, aussi positif que le venin de la vipère, que celui de la guêpe; un être *sui generis*, autant que le sont les virus vaccin et variolique.

» *nième*, *billionième*, *décillionième*, ont pu causer cette
» erreur. Hahnemann lui-même a donné un démenti à ce
» langage défectueux, lorsqu'il a qualifié ses préparations du
» titre contradictoire de dynamisations, titre qui emporte le
» sens de *seconde*, *troisième*, *quatrième* puissances, sens
» diamétralement opposé à celui des expressions arithméti-
» ques. Le traitement qu'on fait subir aux matières naturelles
» en change la condition, de telle sorte qu'on ne produit pas
» plus d'effet avec moins de moyen, mais plus d'effet avec
» d'*autres moyens*. (Le sucre trituré devient de la gomme.)
» Entre les doigts d'une femme adroite, vous voyez
» une fine aiguille à broder au moyen de laquelle sont
» produits les ouvrages les plus délicats, les plus pré-
» cieux. Direz-vous que cette aiguille n'est que le décil-
» lionième d'un quintal de fonte ? Le globule imprégné
» d'alcool calcarisé, avec lequel vous produisez une éruption
» de boutons ou tout autre symptôme, sera-t-il, à vos yeux,
» le décillionième d'une dose de pierre calcaire (calcarea
» carbonica)? Ne sera-t-il pas quelque chose d'*autre* que
» la pierre du Jura ? car je vous défie bien de produire
» des boutons avec la pierre du Jura. »

Ainsi élucidée, la question des doses microscopiques ne
permet plus aucune objection sérieuse. Que les incrédules
me disent à quel degré commence, à quel degré cesse la
faculté d'être affecté. Qui a mesuré l'échelle de susceptibilité
de l'organisme humain ? Quel est le médecin allopathiste qui
consentirait à recevoir sur une plaie vive la décillionième
parcelle de l'écume d'un chien enragé ? Qui ne connaît les
fâcheuses conséquences d'une piqûre faite par le scalpel à
l'occasion de l'ouverture de certains cadavres ?

Quand cesserons-nous de regarder la matière comme inerte et passive ? L'organisme vivant, rendu plus impressionnable encore par l'état de maladie, n'est-il pas plus puissant que tous les réactifs chimiques ? D'ailleurs, il s'agit bien moins de comprendre et d'expliquer l'efficacité des petites doses, que de vérifier si elle est réelle. Or l'expérience, cette infaillible pierre de touche, a prononcé l'arrêt, et il faut s'y soumettre ; un raisonnement peut être absurde, un fait jamais.

Les médecins allopathistes semblent ne pas se douter qu'avec de fortes doses, long-temps continuées, ils s'exposent à créer de véritables maladies médicinales ; les effets de l'abus du mercure, du quinquina, sont là pour les avertir, tandis qu'avec les médicamens homœopathiques, s'il y a erreur de choix, la faiblesse des doses la rend peu dangereuse.

« Dans l'antiquité, dit l'abbé Gerbet, l'athéisme avait
» inventé les atomes pour effacer dans la nature le nom
» de Dieu, et voilà qu'aux yeux de la science l'auguste
» nom brille jusque dans ces infiniment petits, comme il
» rayonne au ciel dans l'infiniment grand. »

Convenons que c'est là une des plus belles découvertes de notre siècle, et rendons enfin au vieillard de Cœthen la justice que sous beaucoup de rapports il mérite, sans que ses beaux titres de gloire nous dérobent les exagérations et les imperfections de sa doctrine, qui, aussi bien que l'allopathie, est théoriquement et pratiquement incomplète, parce que la spécificité *similaire* n'explique pas la cure de *toutes* les maladies.

Nous avouons volontiers que la matière médicale de Hahnemann, basée sur l'expérimentation pure, quoique bien remarquable à certains égards, est encore un chaos informe, propre à déconcerter la mémoire la plus heureuse. Evidemment il y a là beaucoup à rectifier et à réduire. Au lieu d'enregistrer les symptômes *communs* à tous les médicamens quelconques, il faudrait se borner au signalement des symptômes vraiment *caractéristiques* constituant le vrai génie curatif d'une substance, et à l'indication de ses effets *primitifs*. En attendant qu'on remédie à une si étrange confusion, nous nous permettons de rire un peu des 1440 symptômes de la belladone, des 1300 de la noix vomique, des 1264 du mercure, des 1153 de la pulsatille, des 1143 du quinquina, etc. En supposant mille spécifiques connus, donnant lieu chacun, terme moyen, à mille symptômes, vous en aurez un million à retenir, petite bagatelle, comme vous voyez.

Hahnemann a eu raison de fulminer contre ce qu'il appelle la *cure du nom*. Mais, malgré l'anathème porté par lui contre les nosographes, quoiqu'il exige une individualisation absolue des médicamens et des états morbides qui leur correspondent, nous n'accordons pas qu'il ne faille plus de classifications. A nos yeux, au contraire, ce sera rendre un service éminent à la science, que de rectifier, en les complétant, les cadres nosologiques des prédécesseurs. L'ordre, le classement, ne sont pas des objets de luxe et de pure fantaisie ; c'est un secours puissant, une nécessité. Ce qui rend l'homœopathie difficile à pratiquer, c'est que rien n'y est encore systématisé. Il est urgent de sortir du dédale des spécialités individuelles. Beaucoup de cas morbides, beaucoup de médicamens, tout en offrant un cachet de *personnalité* dont il faut tenir compte, ont de l'analogie entr'eux et peuvent être utilement rapprochés sans se confondre, et groupés d'après ces affinités.

Nous apprécions beaucoup l'expérimentation sur l'homme sain, recommandée par Haller, approuvée par Andral, réalisée par Hahnemann ; mais nous la déclarons insuffisante, et nous pensons que l'observation clinique (ab usu in morbis), sur laquelle on avait *exclusivement* assis la thérapeutique du passé, a eu et aura toujours quelque valeur. Qui donc serait assez téméraire pour se soumettre ou soumettre les autres à l'essai des médicamens, jusqu'au point d'amener des tubercules dans les poumons, une dartre rongeante à la peau, un ramollissement des os, ou toute autre maladie grave ? Or, ce sont là cependant des altérations de texture que nous avons souvent à combattre.

Ne pourrait-on pas, en poussant, chez certains animaux, les doses homœopathiques assez loin, déterminer chez eux des lésions organiques, des transformations de tissus, qui jetteraient un nouveau jour sur la puissance des modificateurs externes, sur l'économie vivante ?

On devrait faire de pareils essais.

Il est de fait que les relations d'empoisonnement par des agens énergiques ont fourni des matériaux utiles, en fesant connaître certains symptômes qui ne peuvent se produire qu'à la suite de l'ingestion de doses trop fortes, pour se permettre de les employer dans les essais ordinaires.

Puisque nous sommes en veine de courage et de franchise, nous prenons la liberté de trouver par trop commodes les miasmes des hôpitaux, inventés pour justifier les revers de l'homœopathie.

Nous restons encore dans une réserve prudente au sujet de l'hypothèse de la psore, qu'Hahnemann a peut-être trop généralisée.

Nous continuons de savourer le café en toute sûreté de conscience, malgré le terrible réquisitoire de Hahnemann contre ce poison de l'humanité, ce délicieux *poison lent* de Fontenelle.

Mais, après avoir ainsi fait un moment la part de la critique et même de la plaisanterie, fixons-nous au côté sérieux de l'homœopathie ; acceptons-la sans attendre qu'elle soit parfaite, et sous condition d'aider à tous les développemens dont elle est susceptible. Il est certain, et c'est une chose assez digne de remarque, que l'homœopathie n'a pas encore trouvé, dans les hommes qui l'ont embrassée, un seul déserteur de sa cause.

S'il est vrai que la nature elle-même guérit par des procédés allopathiques, et si beaucoup de faits recueillis dans tous les pays et dans tous les siècles, faits dont Hahnemann tire parti, démontrent que la nature opère aussi par homogénéité ou similitude, pourquoi ne pas suivre la nature dans toutes ses voies, pourquoi ne l'imiterions-nous pas dans tous ses procédés ?

V.

RAPPORTS des trois Médecines entr'elles, et Conditions de leur Emploi.

J'ai d'abord mis en jeu les différences qui distinguent les trois grandes méthodes thérapeutiques. Il ne serait pas difficile de montrer leurs affinités, leurs points de contact. Je me bornerai à peu d'exemples.

Si l'allopathie se caractérise principalement par des procédés, l'homœopathie en emploie aussi lorsque, par exemple, elle fait frotter de neige le corps d'un homme gelé. Dans ce cas (tant il est vrai que les extrêmes se touchent), les deux doctrines antagonistes peuvent s'approprier également le mérite de la cure : l'une dirait j'ai guéri, mais c'est par les *semblables*, car la neige est réfrigérante dans son effet *primitif*; l'autre dirait j'ai guéri, mais c'est par les *contraires*, car la neige devient brûlante dans son effet *consécutif*, où domine la réaction de l'organisme.

En médecine sympathique, on combat quelquefois une passion par une autre; c'est faire de l'allopathie morale; ou bien, on condescend à une passion pour mieux la vaincre; c'est agir homœopathiquement.

Ainsi donc, au lieu d'être exclusives l'une de l'autre, les trois méthodes curatrices, sans se disputer la suprématie, parce qu'elles sont *également* utiles, s'associent, se combinent, quelquefois même semblent se confondre. Le guérisseur est leur lien vivant (1).

(1) C'est ainsi que dans le jeu de nos institutions le gouvernement véritablement représentatif résulte de l'union et du concours actif de la royauté et des deux chambres. Ces trois pouvoirs, qui sont appelés à représenter ensemble tous nos intérêts, tous nos besoins sociaux devenus si complexes, non seulement doivent se reconnaître, se tolérer réciproquement, mais encore, sous peine d'anarchie et d'impuissance, s'aimer, s'unir selon des modes et à des titres différens, se compléter l'un par l'autre, et converger vers un même but, l'amélioration morale, intellectuelle et physique de *tous*. Essayez de supprimer un seul des rouages constitutionnels; vous aurez, dans notre organisation politique, une lacune funeste. La prépondérance au profit de l'un ou de l'autre des trois pouvoirs, est un fait mobile alternatif, et tour à tour applicable à chacun d'eux, selon les besoins des circonstances. De même, dans l'organisme humain, la vie, la santé dépend de l'harmonie des fonctions qu'exécutent le cœur, la tête et les membres, chacun de ces grands organes ayant tour à tour l'initiative, étant maîtres et serviteurs à la fois.

La médecine peut être comparée à un corps organisé dont les divers membres sont faits l'un pour l'autre, et dont tous les mouvemens se prêtent un mutuel secours.

De même que notre vie se spécialise, à notre gré, tantôt dans un organe, tantôt dans l'autre, de même le médecin peut spécialiser tour à tour son pouvoir curatif dans les trois méthodes thérapeutiques.

A l'ordre pathologique, divisé par le docteur Ribes en trois branches, doivent correspondre sans doute les trois branches de l'ordre thérapeutique. Il semble donc :

1.º Qu'à la pathologie du système *nerveux* (maladies des hommes à vie intellectuelle), s'appliquerait mieux l'homœopathie, ou médecine proprement dite, c'est-à-dire la pratique vitaliste ;

2.º Qu'à la pathologie du système *vasculaire* (maladies des hommes à vie physique, à profession industrielle), conviendrait davantage l'allopathie, ou chirurgie externe et interne, c'est-à-dire la pratique organicienne ;

3.º Qu'à la pathologie du système *cellulaire,* qui est le lien des systèmes vasculaire et nerveux (maladies des hommes à prédominance artistique et passionnelle), serait plus approprié le sympathisme, ou médecine morale, c'est-à-dire la pratique syncrétiste.

Dans tous les cas possibles la nature et le médecin s'associent, pour la guérison, à des conditions diverses, selon des *modes* et des *degrés* variés ; ce qui revient à cet adage : Aide-toi, le ciel t'aidera !

Dans les lésions presque mécaniques, il est évident que la chirurgie externe doit jouer le premier rôle. Assurément, ni les médicamens complexes et à hautes doses, ni les globules homœopathiques, ni les passes magnétiques, ne réduiront jamais une fracture; il faut avant tout une main intelligente. Mais on cite des cas où un sommeil magnétique a épargné au blessé les douleurs cruelles d'une opération; et il m'est arrivé à moi-même de calmer, à l'aide de l'*arnica* homœopathiquement administré, les douleurs contusives qui accompagnent une fracture, même lorsqu'elle est réduite. Il y a donc moyen, dans un même cas, d'*allopathiser*, de *sympathiser* et d'*homœopathiser*.

Quand vous avez ôté la pierre de la vessie par les procédés anciens ou nouveaux, pourquoi, s'il existe une diathèse lythique, ne feriez-vous pas usage des spécifiques qu'aurait découverts l'homœopathie?

Il y a certaines altérations de texture, *principalement locales*, où je ne crois pas que la méthode homœopathique soit celle qui puisse conduire à la guérison avec le plus de certitude et de facilité. Il faut laisser ce mérite à l'allopathie.

En revanche, dans les affections générales, presque purement vitales, qui n'ont pas encore donné naissance à des produits morbides; dans les maladies spécifiques ou *sui generis*, telles que les exanthèmes aigus; dans les affections miasmatiques, psore, syphilis, sycose; chez les tempéramens nerveux, délicats, irritables; chez les femmes, chez les enfans, l'homœopathie me semble avoir un beau rôle à jouer.

Quant aux maladies de l'ordre moral, le sympathisme devra prédominer.

Je ne puis que donner ici de vagues indications. Tout cela est une affaire d'inspiration, de tact, d'expérience, car la médecine est la science du moment et le talent de l'occasion.

VI.

RÉSUMÉ ET CONCLUSION.

Non veni solvere legem, sed adimplere.
Évangile.

L'homme absurde est celui qui ne change jamais, surtout à une époque comme la nôtre où tout se renouvelle.
Les immobiles, les indifférens, me semblent atteints d'une
sorte d'athéisme médical.

·Comme tous les faits humains, la médecine est progressive.
Se refuser au progrès, ce n'est pas empêcher le siècle et la
science de marcher, car agir et marcher c'est la loi des
choses, c'est la loi de Dieu; mais il faut marcher sans tourner
le dos au passé. Au surplus, il est bon que toute pensée no-
vatrice rencontre des obstacles; *on ne s'appuie que sur ce
qui résiste.*

La médecine est à la fois une *industrie*, un *art* et une
science; en d'autres termes, elle est *allopathisme*, *sympathisme* et *homœopathisme*, qui représentent le *contraire*,
l'*harmonieux*, le *semblable*.

Le guérisseur doit communier sous les trois espèces; elles
sont différemment semblables et alternativement prédomi-
nantes. Le progrès médical doit consister à tracer de mieux
en mieux les règles selon lesquelles il importera dans tel
ou tel cas, et, qui plus est, dans les diverses périodes
de la même maladie, d'avoir principalement recours, 1.°
ou à un procédé chirurgical, soit mécanique, soit pharmaceutique, d'après les méthodes variées de mutilation, de

prothèse, de révulsion, d'opposition, de perturbation, d'élimination, etc. ; 2.° ou à un agent spécifique, dynamisé, administré d'après le principe de l'homogénéité ou de la similitude; 3.° ou à un *charme*, provenant de l'influence exercée d'homme à homme, de près ou de loin, par la seule puissance de la volonté, ou par des gestes, des regards, des paroles, des sons, des caresses, des prières, des bénédictions, etc.

Guérir, voilà le but, et plusieurs voies y conduisent. Armons-nous de tous nos moyens contre l'ennemi commun, la douleur, ce tyran de l'espèce humaine. Rachetons la vie à tout prix.

Diderot s'écriait : Elargissez votre Dieu ! et moi j'ajoute : Elargissez votre art, si vous ne voulez pas qu'il reste humilié devant les progrès de la raison publique. Sans renoncer à l'expérience des siècles, ne rejetez pas les découvertes modernes ; songez qu'une vérité de plus en médecine est un bienfait pour l'humanité.

Dans le vaste atelier scientifique, chacun joue un rôle et remplit une mission. A chacun donc selon son mérite et ses œuvres, car nul ne travaille en vain.

Hippocrate fonda, il y a 25 siècles, l'ère de l'observation pathologique; Hahnemann vient de fonder celle de l'expérience thérapeutique. Ces deux grands génies sont dignes l'un de l'autre; ils ne se combattent pas, ils se complètent réciproquement. Il ne saurait y avoir de brusques solutions de continuité dans les progrès scientifiques de l'humanité, non plus que dans ses progrès religieux, moraux et politiques; tout se tient, tout se lie, tous les siècles sont solidaires. Il n'est donné à aucune pensée nou-

velle d'annuler les travaux antérieurs, et l'hostilité d'Hahnemann contre la vieille médecine est plus apparente que
réelle.

Si, comme je l'espère, je parviens à faire accepter cette
doctrine, dans les limites que j'ai cru devoir lui poser, ne
pourrai-je pas me comparer à un de ces atomes homœopathiques impondérables, et pourtant doués de quelque
puissance? Evidemment, j'aurai servi de preuve à la valeur de l'infiniment petit.

G. ASTRIÉ,

Médecin-Inspecteur des Eaux minérales d'Ax (Ariége).

NOTE

DES

OUVRAGES A CONSULTER

POUR ÉTUDIER L'HOMOEOPATHIE.

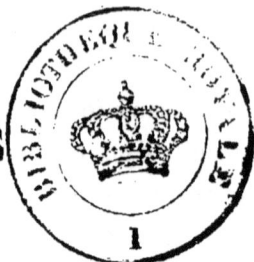

Nous croyons rendre service à ceux qui auraient le désir de connaître et de pratiquer la nouvelle doctrine, en leur donnant ici une note des ouvrages où l'on trouve les principes et les moyens d'application. A cet effet, il faut se procurer d'abord les ouvrages suivans.

1.º EXPOSITION DE LA DOCTRINE MÉDICALE HOMOEO-PATHIQUE, ou Organon de l'Art de guérir, par Hahnemann, traduit de l'allemand sur la 5.ᵉ édition, par Jourdan, 1834. — 1 fort volume in-8.º, 8 fr.

2.º TRAITÉ DE MATIÈRE MEDICALE, par Hahnemann, traduit par Jourdan, 1834. — 3 volumes in-8.º, 24 fr.

3.º DOCTRINE ET TRAITEMENT DES MALADIES CHRO-NIQUES, par Hahnemann, traduction de Jourdan, 1832. — 2 volumes in-8.º, 15 fr.

4.º MEMORIAL DU MÉDECIN HOMOEOPATHISTE, par Haas, traduction de Jourdan sur la 2.ᵉ édition, 1834. — In-24, 3 fr.

5.º MANUEL D'HOMOEOPATHIE, ou Exposition de l'Action principale et caractéristique des Médicamens homœopathiques, par Jahr, traduit de l'allemand par Noirot et Mouzin. Paris, 1835. — 2 volumes in-18, qu'on réunit pour la commodité de l'usage. — Cet ouvrage est très-important pour la pratique. 9 fr.

6.º LEÇONS DE MÉDECINE HOMOEOPATHIQUE, par le docteur Léon Simon, 1835. — 1 volume in-8.º, 8 fr.

7.º BIBLIOTHÈQUE HOMOEOPATHIQUE, journal publié à Genève, sous la direction du docteur Peschier. Une première série de 8 volumes a déjà paru de 1833 à 1837. La 2.e série a paru depuis le mois d'octobre 1837.

8.º ARCHIVES DE LA MÉDECINE HOMOEOPATHIQUE. Une première série, composée de 6 volumes, a été publiée sous la direction du docteur Jourdan de 1834 à 1837. La 2.º série paraît depuis janvier 1838, sous la direction de MM. Libert et Léon Simon. — 21 fr. par an pour les départemens.

Tous ces ouvrages se trouvent chez J.-B. Baillière, Libraire de l'Académie royale de Médecine, rue de l'École de Médecine, 13 bis, à Paris, et chez les principaux Libraires des Provinces.

www.ingramcontent.com/pod-product-compliance
Lightning Source LLC
Chambersburg PA
CBHW070806210326
41520CB00011B/1859